Christoph Dittmar

Notfallsanitäter zwischen Rettungssanitäter und Notarzt

Überlegungen zu einem neuen Beruf

disserta
Verlag

Dittmar, Christoph: Notfallsanitäter zwischen Rettungssanitäter und Notarzt.
Überlegungen zu einem neuen Beruf, Hamburg, disserta Verlag, 2021

Buch-ISBN: 978-3-95935-556-8
PDF-eBook-ISBN: 978-3-95935-557-5
Druck/Herstellung: disserta Verlag, Hamburg, 2021
Covermotiv: © pixabay.com

Gedruckt mit Genehmigung des Promotionsausschusses der Fakultät für Gesundheit,
Department für Humanmedizin der Universität Witten/Herdecke

Bibliografische Information der Deutschen Nationalbibliothek:
Die Deutsche Nationalbibliothek verzeichnet diese Publikation in der Deutschen
Nationalbibliografie; detaillierte bibliografische Daten sind im Internet über
http://dnb.d-nb.de abrufbar.

© disserta Verlag, Imprint der Bedey Media GmbH
Hermannstal 119k, 22119 Hamburg
http://www.disserta-verlag.de, Hamburg 2021
Printed in Germany

Inhaltsverzeichnis

1 Einleitung

Bevor das neu geschaffene Notfallsanitätergesetz (NotSanG) am 01.01.2014 in Kraft trat, standen Fragestellungen zur Notkompetenz des nichtärztlichen Rettungsdienstpersonals in den einschlägigen Fortbildungsveranstaltungen im Fokus des Interesses der Veranstalter und der Teilnehmer. Heute sind den examinierten Notfallsanitäterinnen und Notfallsanitätern zwar diverse heilkundliche Tätigkeiten grundsätzlich zugewiesen, es ist aber notwendig, dass diese Tätigkeiten vom ärztlichen Leiter zur Durchführung durch die Notfallsanitäter freigegeben werden (vgl. § 4 Abs. 2 Nr. 2 c NotSanG). Bereits im Jahr 2016 hat sich bei verschiedenen Fortbildungsveranstaltungen gezeigt, dass im Hinblick auf das heilkundliche Tätigwerden von Notfallsanitätern hinsichtlich des rechtskonformen Vorgehens bei der Kompetenzübertragung an die Notfallsanitäter immer noch erhebliche Rechtsunsicherheiten sowohl bei den beteiligten Notfallsanitätern als auch den ärztlichen Leitern bestehen.

Im Rahmen dieser Arbeit soll deshalb in dieser relativ frühen Phase nach dem Inkrafttreten des NotSanG der Sachstand zur aktuellen Umsetzung des Gesetzes in die Praxis ermittelt werden. Es erscheint notwendig, zu einem Zeitpunkt, an dem zur Frage der Ausübung der Heilkunde durch Notfallsanitäter noch keine gesicherte Rechtsprechung vorhanden ist, die Problematik bei der Umsetzung zu strukturieren und die bereits gewonnenen Erfahrungen bei der einschlägigen Rechtsprechung zu beobachten.

Diese Dissertation knüpft inhaltlich an die Masterarbeit des Verfassers im Studiengang „Master in Health and Medical Management" (MHMM) an der Friedrich-Alexander-Universität Erlangen-Nürnberg an (Dittmar, 2016). Während sich die Masterarbeit mit Ersthelfern und Betriebssanitätern beschäftigte, steht das Berufsbild des Notfallsanitäters im Mittelpunkt dieser Untersuchung. Notfallmedizin ist stets Teamarbeit. Es ist deshalb notwendig, das Berufsbild im Rahmen der angrenzenden nichtärztlichen (Rettungshelfer, Rettungssanitäter und Rettungsassistent) und ärztlichen Berufsbilder (Notarzt, leitender Notarzt und ärztlicher Leiter Rettungsdienst) zu betrachten.

2 Fragestellung

Das Ziel der vorliegenden Untersuchung war die Beantwortung folgender Fragen:

1. Ist es durch die Schaffung des NotSanG zu einer Umverteilung der Aufgaben zwischen ärztlichem und nichtärztlichem Personal im Rettungsdienst gekommen?

These ist, dass im Zuge der Ablösung des Rettungsassistenten durch den Notfallsanitäter die Aufgaben zwischen Ärzten und Sanitätern neu verteilt werden. Dies wird deshalb vermutet, weil invasive Eingriffe und heilkundliche Fähigkeiten den angehenden Notfallsanitäterinnen und Notfallsanitätern im Rahmen ihrer dreijährigen Berufsausbildung bundesweit vermittelt werden.

2. Wie grenzen sich seit Inkrafttreten des NotSanG die drei Berufsgruppen Rettungssanitäter, Notfallsanitäter und Notärzte voneinander ab?

In Zukunft werden drei Berufsgruppen im Rettungsdienst eine Rolle spielen: Dies sind erstens die Rettungssanitäterinnen und Rettungssanitäter, die überwiegend als Fahrer eingesetzt werden. Zweitens sind dies die Notfallsanitäterinnen und Notfallsanitäter, die die Rolle der Beifahrer einnehmen und für die Versorgung der Notfallpatienten zuständig sind. Drittens werden im Rettungsdienst der Zukunft in Deutschland weiterhin die Notärztinnen und Notärzte einen wesentlichen Anteil an der Versorgung der Notfallpatienten haben. Die neuen Grenzziehungen zwischen den genannten Berufen in rechtlicher und fachlicher Hinsicht sowie bezüglich der Berufspraxis sollen eruiert werden.

3. Inwieweit machen die ärztlichen Leiter von der Möglichkeit der heilkundlichen Kompetenzübertragung auf Notfallsanitäter Gebrauch?

Nicht in allen Bundesländern verbleibt dieser organisationsübergreifenden zentralen Leitungsperson ein eigenständiger Entscheidungsspielraum. Exemplarisch werden dazu einzelne Bundesländer betrachtet. Neben der berufspraktischen Seite der Kompetenzübertragung werden deren rechtliche und fachliche Aspekte beleuchtet. Im Anschluss wird die Frage der Übertragung heilkundlicher Kompetenzen auf den Notfallsanitäter vor dem Hintergrund medizinethischer Erfordernisse diskutiert.

3 Überblick über die geschichtliche Entwicklung des Sanitäterberufs und über heutige Berufe und Tätigkeiten im Rettungsdienst

3.1 Geschichtliche Entwicklung des Sanitäterberufs

3.1.1 Übersicht über Einrichtungen der zivilen Rettungsmedizin

Die Geschichte der Notfallmedizin lässt sich in eine zivile und eine militärische Teilgeschichte unterteilen. Wenngleich das Sanitätswesen des Militärs ohne Zweifel die ältere Teildisziplin darstellt (Guth, 1990), gilt das Interesse der vorliegenden Untersuchung der zivilen Notfallmedizin.

Eine erste grobe Einteilung der zivilen Notfallmedizin nach dem Ort der Leistungserbringung erscheint sinnvoll. Hier ist zunächst der ambulante Bereich zu nennen: Ambulante Notfallmedizin fand und findet in ärztlichen Praxen, in Unfallambulanzen der chirurgischen Kliniken, in Unfallhilfsstellen, an Veranstaltungsorten sowie in Betrieben und Behörden statt. Die diesbezüglichen Leistungserbringer sind Vertreter der Krankenpflegeberufe sowie Sanitäter. Stationäre Notfallmedizin wird in den Krankenhäusern und Universitätskliniken bei Bedarf erbracht, entweder weil der Patient wegen eines medizinischen Notfalls eingeliefert wird oder weil er aus anderen Gründen bereits stationär in Behandlung ist. Für die Behandlung der Notfälle im Rahmen einer stationären Behandlung waren und sind die im Krankenhaus beschäftigten Ärzte und Angehörigen der Krankenpflegeberufe zuständig. Sanitäter haben bisher nur in Ausnahmefällen innerhalb von Krankenhäusern Dienst geleistet, z. B. im Rahmen von teilweise mehrmonatigen Praktika innerhalb der Ausbildung zum Rettungssanitäter, Rettungsassistenten und (heute) Notfallsanitäter. In jüngerer Zeit ist zu beobachten, dass regelmäßig Rettungssanitäter, Rettungsassistenten und Notfallsanitäter von Krankenhäusern zur Ergänzung der Pflegefachberufsangehörigen in entsprechend disponierten Abteilungen wie der Notaufnahme, den Aufwachräumen sowie dem OP-Bereich gesucht und eingesetzt werden.

Neben den Einrichtungen der ambulanten und stationären notfallmedizinischen Versorgung ist die präklinische Versorgung zu nennen, in der der berufliche

Betätigungsbereich der Notfallsanitäter zu finden ist. Im Rahmen der präklinischen Notfallbehandlung ist das Behandlungsziel, die Vitalfunktionen des Patienten zu sichern und seine Transportfähigkeit herzustellen. Leistungserbringer sind hier insbesondere die Angehörigen der rettungsdienstlichen Fachberufe. Ort der Leistungserbringung war und ist i. d. R. der Ort des medizinischen Notfalls.

In der folgenden Abbildung 1 werden die Einrichtungen der zivilen Notfallversorgung zur Übersicht zusammengefasst.

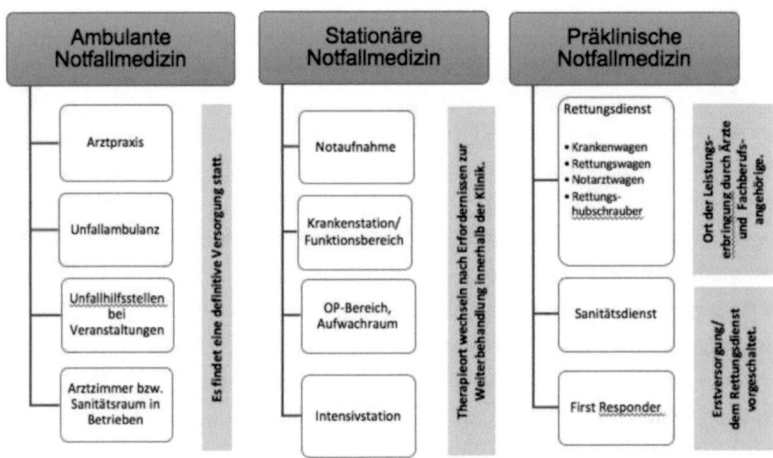

Abbildung 1:   Übersicht über Leistungserbringer und Orte der zivilen Notfallmedizin

3.1.2 Die Entwicklung des Rettungsdienstes seit 1945

In den ersten 20 Jahren nach dem zweiten Weltkrieg lagen Rettungsdienst und Krankentransport in den drei Westzonen und in der neu entstandenen Bundesrepublik Deutschland im Wesentlichen in den Händen der vier Hilfsorganisationen Arbeiter-Samariter-Bund (ASB), Deutsches Rotes Kreuz (DRK), Johanniter-

Unfallhilfe (JUH) und dem Malteser-Hilfsdienst (MHD). Diese Organisationen entstanden Ende der 1940er und 1950er Jahre mit unterschiedlicher weltanschaulicher Ausrichtung. Während das zunächst von den Siegermächten verbotene DRK als nationale Rot-Kreuz-Gesellschaft, politisch und gesellschaftlich zur Neutralität verpflichtet war, stand der ASB den Gewerkschaften und der Arbeiterbewegung nahe. Die JUH war eine Gründung des Evangelischen Johanniter-Ordens und der MHD des Katholischen Malteser-Ordens.

Alle vier Organisationen waren und sind eingetragene Vereine und somit juristische Personen des privaten Rechts. Lediglich dem Bayerischen Roten Kreuz (BRK) als Landesverband des DRK wurde durch die Bayerische Landesregierung der bis heute geltende Status einer Körperschaft des öffentlichen Rechts verliehen. Aus dem öffentlich-rechtlichen Status des BRK ergeben sich sowohl haftungs- als auch strafrechtliche Besonderheiten; beispielsweise können zivilrechtliche Ansprüche gegen das BRK unter Umständen staatshaftungsrechtlich begründet werden. In strafrechtlicher Hinsicht kann z. B. das unbefugte Tragen von BRK-Dienstkleidung gem. § 132a StGB verfolgt werden (StGB, 1998).

Neben dem Rettungsdienst und Krankentransport erfüllen die vier genannten Organisationen von Beginn an zahlreiche weitere soziale Aufgaben, u. a. die Ausbildung der Bevölkerung in Erster Hilfe.

Die im Krankentransport und Rettungsdienst eingesetzten Mitarbeiter setzten sich von Anfang an sowohl aus ehrenamtlichem als auch aus hauptamtlichem Personal zusammen. Später kamen Zivildienstleistende hinzu, die zunächst 20 Monate und bis zur Aussetzung der Wehrpflicht und damit einhergehend der Aussetzung des Zivildienstes im Jahr 2012 sechs Monate Zivildienst leisteten. In verschiedenen Städten beteiligte sich die kommunale Feuerwehr an der Bereitstellung des Rettungsdienstes; dies ist bis heute der Fall.

3.1.3 Vom ersten Notarzt zum Rendezvous-System

In der frühen Bundesrepublik stand im Unfallrettungsdienst und Krankentransportwesen der Aspekt des Transportierens der verletzten oder erkrankten Person im Vordergrund. Ansatzweise trat die Sicherung der Vitalfunktionen mit einfachen Mitteln als Arbeitsziel des Patiententransportes hinzu. Von einer Herstellung der Transportfähigkeit mit notfallmedizinisch-interdisziplinären Methoden konnte jedoch noch keine Rede sein. Diesbezügliche Ansätze entstanden im Jahr 1957, indem die Chirurgische Universitätsklinik Heidelberg einen als „Klinomobil" bezeichneten umgebauten Reisebus in den Dienst stellte (Luxem et al., 2016). Dieser Bus war mit einem kompletten Operationsteam und dem entsprechenden Equipment ausgestattet. Das Personal bestand aus einem Anästhesisten, einem Operateur, einer OP-Schwester sowie Assistenten. Gefahren wurde der Bus von der Heidelberger Berufsfeuerwehr, wo das Fahrzeug auch stationiert war (Kessel, 2008, Steininger, 2009).

Während das „Heidelberger Modell" auf eine chirurgische Definitiv-Versorgung des Notfallpatienten abzielte, wurde in Köln zur selben Zeit ein anderes Konzept der Notfallbehandlung im präklinischen Bereich eingeführt: Ein „Notfallarztwagen" sollte einen Arzt und Assistenzpersonal zur Notfallversorgung an den Ort des Geschehens bringen (Steininger, 2009). Behandlungsziel des „Kölner Konzeptes" der Chirurgischen Universitätsklinik und des Verkehrswissenschaftlichen Instituts der Universität Köln war eine stabilisierende ärztliche Behandlung des Patienten am Unfallort mit dem Ziel, seine Transportfähigkeit herzustellen, um ihn anschließend unter Überwachung der Vitalfunktionen in die nächstgelegene geeignete Klinik zu transportieren (Steininger, 2009). Grundsätzlich wurde mit dem Kölner Modell das bis in die Gegenwart praktizierte einsatztaktische Modell der präklinischen Notfalltherapie am Ort des Ereignisses durch Notärzte und Angehörige der medizinischen Fachberufe geschaffen.

Abschließend seien noch auf der Basis des Kölner Modells entwickelte Modifizierungen und Weiterentwicklungen erwähnt (Kessel, 2008). Bei dem „Modell Gummersbach" handelt es sich um die Anpassung des Kölner Modells an den Bedarf einer Mittelstadt im Jahr 1963. Initiator war Prof. Dr. Wolfgang Herzog, der seine Erfahrungen als ehemaliger Oberarzt der chirurgischen Universitätsklinik in Köln nunmehr in seiner Stellung als Chefarzt am Städtischen Krankenhaus in Gummersbach in den Aufbau des ersten deutschen Notarztsystems im ländlichem Raum einbringen konnte (Steininger, 2009). Das Fahrzeug des

Gummersbacher Modells war mit einem Arzt der chirurgischen Klinik, einem Sanitäter sowie einem Fahrer aus dem Kreis des Pflegepersonals der Klinik rund um die Uhr einsatzbereit. Herzogs besondere Innovation ist in der Tatsache zu sehen, dass er das Fahrzeug notärztlich mit dem diensthabenden Assistenzarzt der Klinik besetzte. Dies führte teilweise dazu, dass insbesondere nachts in der chirurgischen Klinik zeitweise kein Arzt anwesend war und andere Nachtdienst-Ärzte des Stadtkrankenhauses oder die Rufbereitschaft der Oberärzte zur Vertretung herangezogen werden mussten. Herzog wog dabei zwischen bestehenden Dienstanweisungen der Klinik und dem Gebot der Hilfeleistung bei präklinischen Notfallpatienten zugunsten der Notfälle ab. Diese Praxis war damals umstritten und wurde erst Jahre später durch ein entsprechendes Gerichtsurteil bestätigt (Steininger, 2009).

Als neuen Ansatz stellte Eberhard Gögler, ein Assistent des Erfinders des Klinomobils Prof. Dr. Bauer, den Heidelberger Arzteinsatzwagen mit der Funkrufkennung „HD-10" im Jahr 1964 vor. Damit stand dem Arzt ein mit ärztlichen Gerätschaften ausgestatteter PKW zur Verfügung. Mit dem Fahrzeug fuhren die Ärzte selbst zum Einsatzort und stießen zu dem Einsatzteam und dem Patienten. In Abgrenzung zu dem als „Kompaktsystem" bezeichneten Vorgehen, bei dem der Arzt zusammen mit den Sanitätern im RTW oder KTW an der Einsatzstelle ankam, wurde diese neue Einsatztaktik des Zusammentreffens als „Rendezvous-System" bezeichnet (Kessel, 2008). Dieses System hat sich in Deutschland bis heute für bodengebundene Notarzteinsätze weitgehend durchgesetzt und gehalten. An zahlreichen Notarzt-Standorten fuhren die Notärzte bis in die 1980er Jahre selbst zum Einsatz. Das „NEF" (Notarzteinsatzfahrzeug) wurde ihnen zum Beginn des Dienstes zur Verfügung gestellt und von ihnen dann an den Notarzt der nächsten Schicht weitergegeben. Später wurden die NEF von Fahrern gefahren, die diesen Dienst ehrenamtlich bzw. tagsüber unter der Woche hauptamtlich leisteten und leisten. Heute gehören auch private Unternehmen vielerorts zu den Leistungserbringern im öffentlich-rechtlichen Rettungsdienst.

3.1.4 Vom Transportsanitäter zum Notfallsanitäter

Die Entwicklung der Berufsqualifikationen im Rettungsdienst verlief nicht immer parallel zu den Innovationen im Bereich der Fahrzeuge, der Medizintechnik und der Weiterentwicklung der Einsatztaktik im landgebundenen Rettungsdienst. So gab es in den 1950er und 1960er Jahren nur selten dort, wo mehrere Organisationen den Rettungsdienst durchführten, einheitliche Notrufnummern. Ein erheblicher Teil der Transporte wurde mit ehrenamtlichem Personal durchgeführt. Lediglich tagsüber unter der Woche waren die Fahrzeuge mit hauptamtlichen männlichen Sanitätern besetzt. Sanitäterinnen waren damals noch nicht bekannt und weibliches Personal im Rettungsdienst etablierte sich erst ab Mitte der 1980er Jahre.

Weder regional noch innerhalb der einzelnen Organisationen war die Ausbildung für Sanitäter einheitlich geregelt. Der übliche Weg, um Berufssanitäter zu werden, war zunächst der ehrenamtliche Dienst in einer der vier Hilfsorganisationen. Dabei war es wichtig, eine Organisation zu wählen, die in der jeweiligen Region auch an der Durchführung des Rettungsdienstes beteiligt war. Der Besuch organisationsinterner Lehrgänge sowie eine mehrjährige Bewährung als ehrenamtlicher Helfer im Rettungs- und Sanitätsdienst folgten. Während dieser Zeit arbeitete der angehende Sanitäter nicht selten neben seinem eigentlichen Beruf pro Woche 20 Stunden und mehr ehrenamtlich im Rettungsdienst, i. d. R. nachts, an Wochenenden, an Feiertagen oder während des Erholungsurlaubs. Sobald eine Planstelle zur Besetzung anstand, durften sich die ehrenamtlichen Mitarbeiter bewerben, und solche Stellen waren in diesem Kreis sehr beliebt und begehrt.

Zur Ausbildung der Sanitäts- und Rettungsdienstmitarbeiter kann im Überblick folgender Entwicklungsverlauf festgestellt werden: Die Eingangsausbildung bestand aus einem Lehrgang in Erster Hilfe, der bis vor wenigen Jahren acht Doppelstunden umfasste. Die Ausbildungsinhalte der durchführenden Organisationen entsprachen sich weitgehend. Im zweiten Ausbildungsschritt musste eine Sanitätsausbildung absolviert werden. Diese Lehrgänge umfassten bis zu 60 Unterrichtseinheiten à 45 Minuten und wurden i. d. R. in den Abendstunden oder an den Wochenenden angeboten. Sie schlossen mit einer schriftlichen und praktischen – teilweise auch mündlichen – Prüfung ab. Nicht selten bestanden Teilnehmer die Prüfung nicht und mussten den Lehrgang oder die Prüfung wiederholen. Der nächste Ausbildungsschritt nach der Sanitätsausbildung beinhaltete den Dienst als dritte Kraft auf Rettungsfahrzeugen. War nach dem Urteil der ausbildenden, erfahrenen Sanitäter und des zuständigen Wachleiters eine Einsatzreife erreicht, wurden die Kräfte als Fahrer bzw. Beifahrer im Unfallrettungsdienst und Krankentransport eingesetzt. Teilweise betrieben die Hilfsorganisationen auch zentrale Ausbildungseinrichtungen auf Landes- bzw. Bundesebene, in denen ergänzend Wochenlehrgänge im Unfallrettungsdienst und Krankentransport durchgeführt wurden. Die Bezeichnung der so ausgebildeten Sanitäter war „Transportsanitäter".

Die Ausbildung der Sanitäter hinkte in den 1960er und 1970er Jahren deutlich hinter der Fortentwicklung der technischen Möglichkeiten der präklinischen Notfallmedizin hinterher. Wesentliche Ausbildungsinhalte beschränkten sich auf das Anlegen von – teilweise geradezu kunstvollen – Verbänden bei Verletzungen und den Umgang mit der Krankentrage. Im Rahmen eines Rettungskongresses des DRK in Berlin im Jahr 1966 forderte eine Resolution, die Ausbildung der Sanitäter weiterzuentwickeln, um den technischen und medizinischen Möglichkeiten gerecht zu werden. Konkret wurde darum ersucht, eine Ausbildungs- und Prüfungsordnung zu erarbeiten und deren staatliche Anerkennung zu erwirken (Luxem et al., 2016). Im Jahr 1973 legte die Bundesregierung einen Gesetzesentwurf für eine zweijährige Berufsausbildung vor. Der Entwurf fand jedoch in der Länderkammer, dem Bundesrat, keine Mehrheit und wurde im Ergebnis verworfen. Die Bundesländer befürchteten durch die staatliche Anerkennung des Sanitäterberufs exorbitant steigende Personalkosten im Rettungsdienst. Darüber hinaus beanstandete der Bundesrat das Fehlen eines klar definierten Ausbildungsziels (Luxem et al., 2016).

Erst im Jahr 1977 stellte der Bund-Länder-Ausschuss Rettungswesen, das Vorläufergremium des heutigen Ausschusses Rettungswesen, ein Konzept über eine Ausbildung zum Rettungssanitäter vor (Krebs, 2017), welches neben bestimmten persönlichen, gesundheitlichen und schulischen Voraussetzungen der Bewerber eine 520 Stunden umfassende Ausbildung beschrieb: 160 Unterrichtseinheiten (UE) theoretischer Lehrgang, 160 UE klinische Ausbildung und 160 UE Ausbildung auf einer Lehrrettungswache. Die Ausbildung endete mit einem 40 UE umfassenden Abschlusslehrgang mit schriftlicher, praktischer und mündlicher Abschlussprüfung (Berliner Feuerwehr).

In der Regel wurde im jeweiligem Landesrettungsdienstgesetz zunächst verbindlich festgelegt, welche Qualifikation vom Rettungsdienstpersonal gefordert wurde. Auf der Grundlage einer im Landesrettungsdienstgesetz festgelegten Ermächtigung wurde im zweiten Schritt eine Landesrettungssanitäter-Verordnung erlassen. In dieser wurde die 520-Stunden-Ausbildung für bestimmte rettungsdienstliche Funktionen festgeschrieben. Diese Ausbildung war die Regelqualifikation für alle rettungsdienstlichen Tätigkeiten mit Ausnahme der notärztlichen Aufgabenfelder. Rettungssanitäter ist bis heute die rettungsdienstliche Qualifikation, die in den Landesrettungsdienstgesetzen der einzelnen Bundesländer die Mindestvoraussetzung für zahlreiche Tätigkeiten im Rahmen des Rettungsdienstes ist (Krebs, 2017).

Über 12 Jahre nach Einführung der Rettungssanitäterausbildung trat am 1. September 1989 das Gesetz über das Berufsbild der Rettungsassistentin und des Rettungsassistenten in Kraft (RettAssG, 1989). Der neue Rettungsfachberuf sah eine zweijährige Ausbildung vor, bestehend aus einem Jahr theoretischer und praktischer Ausbildung in einer staatlich anerkannten Berufsfachschule für Rettungsassistenten mit abschließender Examensprüfung und ein nachfolgendes, auf einer Lehrrettungswache abzuleistendes Anerkennungsjahr. Mit einem Fachgespräch endete die Gesamtausbildung nach 2 Jahren. Inwieweit dieses Gespräch den Charakter einer Abschlussprüfung (mit ggf. allen Konsequenzen) hatte, war teilweise umstritten.

Von dem Inkrafttreten des Rettungsassistentengesetzes im Jahr 1989 bis zur Schaffung des Berufes des Notfallsanitäters bzw. der Notfallsanitäterin zum 01.01.2014 war ein weiter und nicht einfacher Weg zurückzulegen (Tabelle 1). Dem Interesse an einer kontinuierlichen Verbesserung der präklinischen Notfallmedizin stand die zu erwartende Steigerung der Personalkosten entgegen. Bereits auf dem 8. DRK-Rettungskongress in Dresden Im Jahr 1994 trat eine Arbeitsgruppe verschiedener Interessenvertreter zum Rettungsassistentengesetz zusammen. In den Jahren 1996 und 2001 trat eine repräsentative Experten-kommission auf Schloss Reisensburg bei Ulm zusammen und unterbreitete der Politik eine Reihe von Vorschlägen zur Reform des Rettungsassistentengesetzes (RettAssG) in Form von Memoranden. Es wurde die Idee eines neuen RettAssG verfolgt und der Fachwelt ein konkreter Gesetzentwurf im Jahr 2002 in Mainz präsentiert. Bereits damals war von der Notwendigkeit einer dreijährigen Berufsausbildung ausgegangen worden. Jedoch dauerte es weitere 12 Jahre, bis das neue Notfallsanitätergesetz im Februar 2013 vom deutschen Bundestag verabschiedet wurde und schließlich am 1. Januar 2014 in Kraft trat (Bens und Lipp, 2014).

Tabelle 1:   Chronologie des NotSanG (Bens und Lipp, 2014)

5/1994	8. DRK-Rettungskongress in Dresden
10/1996	Reisensburg I - 7 Jahre RettAssG – kritische Bestandsaufnahme
12/2001	Reisensburg II
2/2002	„Mainzer Gespräch"
5/2012	Referentenentwurf des NotSanG
10/2012	Regierungsentwurf des NotSanG
28.02.2013	Verabschiedung des NotSanG im Bundestag
22.03.2013	Zustimmung des Bundestags zum NotSanG
01.01.2014	Inkrafttreten des NotSanG

DRK = Deutsches Rotes Kreuz, NotSanG = Notfallsanitätergesetz, RettAssG = Rettungsassistentengesetz

3.2 Berufe und Tätigkeiten im Rettungsdienst

3.2.1 Ärztlicher Bereich

Auf der Basis der Approbationsordnung für Ärzte vom 27. Juni 2002 ist es die originäre gesetzliche Aufgabe von Ärztinnen und Ärzten, die Heilkunde auszuüben (ÄApprO, 2002). Bereits aus dem dort genannten Ausbildungsziel einer „selbständigen ärztlichen Berufsausübung" ergibt sich eine normierte Zuständigkeit dieser Berufsgruppe für die Behandlung und Versorgung von Patientinnen und Patienten. Eine Einschränkung auf den Ort der Therapie findet sich nicht. Weiterhin entspricht es der bundesdeutschen Tradition, dass Ärztinnen und Ärzte unter der Bezeichnung „Notarzt" bzw. „Notärztin" im Rahmen des öffentlichen Rettungsdienstes mitwirken und somit im präklinischen Bereich die Akutbehandlung leiten und verantworten. Ausführungen zu den verschiedenen Arten der ärztlichen Tätigkeiten im Rettungsdienst finden sich in den Rettungsdienstgesetzen der einzelnen Bundesländer. Beispielhaft werden im Folgenden das Bayerische Rettungsdienstgesetz (BayRDG, 2008) und die auf dessen Grundlage erlassene Verordnung (AVBayRDG, 2010) dargestellt.

Das BayRDG kennt als ärztliche Tätigkeitsfelder im öffentlichen Rettungsdienst die Funktionen Notarzt, Leitender Notarzt, Arzt im arztbegleiteten Patiententransport, sowie die Funktion des Ärztlichen Leiters Rettungsdienst. Alle diese Tätigkeiten setzen die Qualifikation als Notarzt oder Notärztin sowie die Feststellung der Qualifikation durch die Bayerische Landesärztekammer voraus. Das BayRDG definiert als Notarztdienst die Mitwirkung von Notärzten in der Notfallrettung (Vgl. Art. 1 Abs. 3 S. 1 i.V.m. Abs. 2 S. 1 BayRDG) und versteht unter Notfallrettung die notfallmedizinische Versorgung von Notfallpatienten am Notfallort und den Notfalltransport. Notärzte müssen über besondere medizinische Kenntnisse, Fähigkeiten und Fertigkeiten für die Behandlung und den Transport von Notfallpatienten verfügen (Vgl. Art. 1 Abs. 3 S. 2 BayRDG). In der Notfallrettung darf nur ärztliches Personal mitwirken, das über eine dem aktuellen Stand der Notfallmedizin entsprechende Notarztqualifikation verfügt (Vgl. Art. 43 Abs. 4 S. 1 BayRDG). Somit schreibt das BayRDG für alle approbierten Ärztinnen und Ärzte, die im Rettungsdienst mitwirken wollen, zwingend eine abgeschlossene Notarztqualifikation vor. Weiterhin legt es die Zuständigkeit zur Festlegung der

Qualifikationsanforderungen und zur Feststellung der erreichten Qualifikation in die Hand der Bayerischen Landesärztekammer (Vgl. Art. 43 Abs. 4 S. 2 BayRDG). Auch für die Tätigkeit als begleitender Arzt im Rahmen des arztbegleiteten Patiententransports (Vgl. Art. 1 Abs. 4 S. 1 BayRDG) wird eine notärztliche Qualifikation verbindlich vorgeschrieben (Vgl. Art. 43 Abs. 5 S. 1 BayRDG).

3.2.1.1 Notarzt

Notärztinnen und Notärzte werden im Rahmen des Rettungsdienstes im präklinischen Bereich in allen sechzehn Bundesländern tätig. Ihre Alarmierung erfolgt über die zuständige Rettungsleitstelle als Einsatzzentrale des Rettungsdienstes. Derzeit werden bundesweit Integrierte Leitstellen (ILS) eingerichtet, die mit speziell weitergebildetem Personal der Feuerwehren und des Rettungsdienstes ausgestattet sind und Feuerwehr und Rettungsdienst koordinieren, Notrufe entgegennehmen und die Hilfesuchenden ggf. telefonisch zur Reanimation anleiten.

Die organisatorische Anbindung der notärztlich tätigen Angehörigen des ärztlichen Berufes ergibt sich aus dem einschlägigen Landesrettungsdienstgesetz. In Bayern ist der Notarztdienst mit Ausnahme des Luftrettungsdienstes Gegenstand der vertragsärztlichen Versorgung soweit es sich bei der Patientin oder dem Patienten um ein Mitglied einer Gesetzlichen Krankenkasse (GKV) handelt (BayRDG, 2008, SGB V, 1988). Für die notärztliche Versorgung aller Notfallpatienten erfolgt die Sicherstellung durch den örtlich zuständigen Zweckverband für Rettungsdienst und Feuerwehralarmierung und die Kassenärztliche Vereinigung Bayerns (KVB) gemeinsam (Vgl. Art. 14 Abs. 1 S. 1BayRDG). Interessant bei diesem Konstrukt erscheint die Tatsache, dass das Bayerische Landesrettungsdienstgesetz hier eine Aufgabenzuweisung in der Versorgung von Nichtangehörigen der GKV durch die KVB vornimmt.

In medizinischen Fragen ist der Notarzt im Rettungsdienst weisungsberechtigt gegenüber allen im Rettungsdienst tätigen Personen (Vgl. Art. 14 Abs. 6 BayRDG). Die Qualifikationsanforderungen an notärztlich Tätige divergieren in den einzelnen Bundesländern. Eine Musterweiterbildungsordnung zum Erwerb der Zusatzbezeichnung „Notfallmedizin" der Bundesärztekammer (BÄK) wurde bisher nicht bundeseinheitlich etabliert. Hierzu wäre die entsprechende Normierung im ärztlichen Standesrecht der Landesärztekammern oder die Normierung in den Landesrettungsdienstgesetzen notwendig.

Derzeit sind bundesweit als Notarzt Tätige überwiegend wie folgt qualifiziert (BÄK, 2017): Sie haben die Zusatzbezeichnung „Notfallmedizin" durch eine spezielle Weiterbildung erworben, an der früheren Weiterbildung „Rettungsmedizin" teilgenommen, den Fachkundenachweis „Rettungsdienst" früher bereits erworben oder sich im Rahmen des jeweiligen Anforderungsprofils anders qualifiziert.

Ausweislich der Musterweiterbildungsordnung aus dem Jahr 2003 der BÄK ist für die Weiterbildung zunächst eine Weiterbildungszeit von 24 Monaten auf einem Gebiet der unmittelbaren Patientenversorgung als Voraussetzung abzuleisten (BÄK, 2015). Die eigentliche Weiterbildung zur Zusatzbezeichnung «Notfallmedizin» setzt sich danach aus einer sechsmonatigen Weiterbildung im Bereich Anästhesiologie, Intensivmedizin oder in einer Notaufnahme, einem 80 Stunden umfassenden Kurs in allgemeiner und spezieller Notfallbehandlung sowie anschließend 50 angeleiteten Einsätzen auf dem Notarztwagen beziehungsweise Rettungshubschrauber unter Anleitung eines erfahrenen Notarztes zusammen.

Im internationalen Vergleich ist die Mitwirkung von Ärztinnen und Ärzten im präklinischen Notfallbereich nicht überall der Fall. Das angelsächsische Paramedic-Modell sieht z. B. keinen flächendeckenden Notarztdienst vor. Das historisch gewachsene deutsche Notarztmodell ist ein vielbeachtetes und herausragendes Systemmerkmal des Deutschen Rettungsdienstes (Adams et al., 2014). Ein klares Bekenntnis zum Notarztsystem findet sich in der aktuellen Auflage eines weitverbreiteten Lehrbuches für Notfallsanitäter: *„Notärzte sind aus dem deutschen Rettungsdienst nicht wegzudenken... Auch das Berufsbild des Notfallsanitäters ändert daran nichts"* (Luxem et al., 2016).

3.2.1.2 Leitender Notarzt

Grundsätzlich ist die Funktion des Leitenden Notarztes (LNA) in allen Bundesländern anzutreffen. Abhängig von den landesrechtlichen Regelungen wird der LNA gemeinsam mit einem Organisatorischen Leiter (OrgL) an Einsatzstellen tätig. Aufgabe des LNA ist die Leitung und Koordination von größeren Einsatzstellen. Der Leitende Notarzt ist allen rettungsdienstlichen Kräften an der Einsatzstelle weisungsbefugt. Ernannt wird der LNA von der zuständigen Behörde für einen bestimmten Rettungsdienstbezirk (Enke et al., 2015).

Leitende Notärzte verfügen, über die notärztliche Weiterbildung hinaus, über die Ausbildung zum LNA. Laut Empfehlungen der BÄK ist für die Weiterqualifizierung zum LNA eine fünfjährige ärztliche Tätigkeit oder die Facharztanerkennung in einer einschlägigen Richtung sowie die Zusatzbezeichnung „Notfallmedizin" bzw. Fachkunde „Rettungsdienst" Voraussetzung (BÄK, 2011). Die Weiterqualifizierung findet unter der Verantwortung der zuständigen Landesärztekammer statt und dauert 40 Stunden. Die Inhalte beziehen sich auf Themen des Rechts, der Organisation sowie der Einsatztaktik und beinhalten Übungen im Fernmeldebereich und zur Beherrschung eines Massenanfalls von Verletzten. Zur Qualifikation ist ein achtstündiges Aufbauseminar für Leitende Notärzte vorgesehen.

3.2.1.3 Ärztlicher Leiter Rettungsdienst

Die hierarchisch höchste ärztliche Tätigkeitsebene ist der Ärztliche Leiter Rettungsdienst (ÄLRD), der das gesamte Personal im Rettungsdienst beaufsichtigt, d. h. neben dem notärztlichen Personal auch alle Angehörigen der Rettungsfachberufe. Grundlegende Aufgabe des ÄLRD ist es, die Qualität in seinem rettungsdienstlichen Bereich zu sichern und zu verbessern (Vgl. Art. 12 Abs. 1 S. 1 BayRDG). Beispielsweise nennt das BayRDG folgende Einzelaufgaben: Die Überwachung der Patientenversorgung durch das gesamte (notärztliche und fachberufsangehörige) rettungsdienstliche Personal. Maßstab hierzu seien die Vorgaben der medizinischen Fachgesellschaften einerseits und landesweit einheitliche Standards andererseits. Weiterhin soll der ÄLRD die Leitstellentätigkeit überwachen und optimieren und die Fortbildung des Rettungsdienstpersonals

(Notärzte und Fachberufsangehörige) begleiten. Ein weiterer Aspekt ist die Überwachung der Zusammenarbeit des Rettungsdienstes mit den medizinischen Einrichtungen im Rettungsdienstbezirk und falls nötig diesbezüglich auf Verbesserungen hinzuwirken. Fachliche Beratung der Zweckverbände für den Rettungsdienst und die Feuerwehralarmierung bei Entscheidungen über den Standort und die Ausstattung von rettungsdienstlichen Einrichtungen (Vgl. Art. 12 Abs. 1 Nr. 1-5 BayRDG) kommen hinzu. Darüber hinaus wird die Delegation von heilkundlichen Maßnahmen auf Notfallsanitäter im eigenen Rettungsdienstbereich den ÄLRD zugewiesen (Vgl. Art. 12 Abs. 1 Nr. 6 BayRDG i.V.m. § 4 Abs. 2 Nr. 2 c) NotSanG).

Im Art. 12 Abs. 1 Nr. 6, S. 3 werden Über- und Unterstellungsverhältnisse des ÄLRD bei der Erfüllung seiner Pflichten geregelt. Danach verfügt dieser über ein unmittelbares Weisungsrecht bei der Erfüllung seiner Aufgaben zur Qualitätssicherung im Rettungsdienst gegenüber allen Mitarbeitern. Der ÄLRD unterliegt in fachlicher Hinsicht lediglich den Weisungen des Bezirks- oder Landesbeauftragten (Vgl. Art. 12 Abs. 1 Nr. 6 S. 4 BayRDG). In einigen Bundesländern ist der ÄLRD gegenüber allen am Rettungsdienst Teilnehmenden weisungsbefugt und kann organisationsübergreifend Behandlungsleitlinien aufstellen, die in einem bestimmten Rettungsdienstbezirk verbindlich sind (Luxem et al., 2016).

3.2.2 Rettungsfachberufe

3.2.2.1 Rettungshelfer

Rettungshelfer oder Rettungsdiensthelfer ist keine staatlich geregelte Qualifikation im Rettungsdienst. Abhängig vom jeweiligen Landesrettungsdienstgesetz kommen drei, übergangsweise vier Qualifikationsstufen des Rettungsfachpersonals für Tätigkeiten im Rettungsdienst in Betracht. Beispielsweise nennt das BayRDG eine „geeignete Person", d. h. eine Person, die über keine einschlägige abgeschlossene Ausbildung im Sinne staatlicher Regularien verfügt, aber dennoch eine gewisse Vorbereitung auf eine nachgeordnete Tätigkeit im Rettungsdienst oder Krankentransport durchlaufen hat (Vgl. Art. 43 Abs. 1 S. 1 BayRDG).

Krankenkraftwagen sind nach dieser Vorschrift mit mindestens zwei geeigneten Personen zu besetzen. Nähere Vorschriften zur Ausbildung dieser geeigneten Personen oder Rettungshelfer ergeben sich lediglich aus den Anforderungen der Rettungsdienstorganisationen.

In der neueren Literatur finden sich konkretere Vorgaben zur Ausbildung von Rettungshelfern (DRK-Bildungszentrum Rheinland-Pfalz). Danach gliedert sich die Ausbildung der Rettungshelfer in drei Teile: Diese sind zunächst der Grundlehrgang an einer Rettungsdienstschule über 160 Stunden, ein Klinikpraktikum und ein Rettungswachenpraktikum über jeweils 80 Stunden (Krebs, 2017). Wesentlich kürzer ist beispielsweise eine Ausbildung zum Rettungshelfer an einer Rettungsdienstschule des DRK in Rheinland-Pfalz. Dort dauert ein einschlägiger Lehrgang insgesamt 80 UE, die auf eine spätere Weiterbildung zum Rettungssanitäter angerechnet werden (DRK, 2018). Anders als in Bayern nennt das Rettungsdienstgesetz in Nordrhein-Westfalen (RettG NRW, 1992) die Qualifikationsstufe des Rettungshelfers ausdrücklich als Mindestanforderung für diejenige Person, die als Fahrer eines Krankenkraftwagens im Rahmen des Geltungsbereichs des Rettungsdienstgesetzes tätig werden will (Vgl. § 4 Abs. 4 Nr. 1 RettG NRW). Laut Ausbildungs- und Prüfungsverordnung zur RettG NRW (RettAPO, 2017) gliedert sich die Ausbildung zum Rettungshelfer in NRW in eine schulische Ausbildung über 80 UE (Vgl. § 1 Abs. 2 Nr. 1 RettAPO) sowie in eine praktische Ausbildung auf einer Rettungswache von 80 Stunden (Vgl. § 1 Abs. 2 Nr. 2 RettAPO). Eine staatliche Prüfung erfolgt nach der theoretischen Ausbildung und wird im Rahmen der 80 UE abgehalten. Weitere Ausbildungsmodelle sind in anderen Bundesländern zu finden.

3.2.2.2 Rettungssanitäter

Die Qualifikation Rettungssanitäter ist diejenige Basisqualifikation, die in allen Bundesländern eine Tätigkeit im Rettungsdienst erlaubt. Rettungssanitäter arbeiten ehren-, neben- und hauptamtlich bei Kommunen, Hilfsorganisationen, großen Betrieben sowie den Feuerwehren. Die möglichen Tätigkeiten im Rahmen des öffentlich-rechtlichen Rettungsdienstes sind von den Vorgaben des jeweils

einschlägigen Landesrettungsdienstgesetzes abhängig. In den meisten Bundesländern qualifiziert der Abschluss zur Arbeit als Fahrer von Kranken- und Rettungswagen sowie zur Tätigkeit als Beifahrer auf Krankenwagen. Höherwertige
Tätigkeiten sind zumeist Rettungsassistenten oder Notfallsanitätern vorbehalten.

Das Ausbildungskonzept der Rettungssanitäter geht auf einen Beschluss des
zuständigen Bund-Länderausschusses aus dem Jahr 1977 zurück und ist seitdem in allen Bundesländern als Basisqualifikation eingeführt. Zwar ist der Beruf
des oder der Rettungssanitäter kein Ausbildungsberuf i. S. d. Berufsbildungsge-
setzes (BBiG, 2015) oder i. S. eines sonstigen Berufsgesetzes, dennoch ist die
Tätigkeit der Rettungssanitäter im Rahmen der Landesrettungsdienstgesetze
denjenigen Personen vorbehalten, die entsprechend dem jeweiligen Landesrecht die Erlaubnis erhalten haben, als Rettungssanitäter tätig zu werden. Einige
Bundesländer sehen sogar eine staatliche Abschlussprüfung, z. B. vor dem örtlich zuständigen Gesundheitsamt zum Erhalt eines Ausbildungsabschlusses,
vor.

Die Struktur der Ausbildung unterscheidet sich in den einzelnen Bundesländern
nicht. Gegliedert wird die Ausbildung stets wie folgt:

1. Theorielehrgang über 160 UE an einer staatlich anerkannten Ausbildungs-
    einrichtung.
2. Praktische Ausbildung in einer anerkannten Ausbildungsklinik in einschlä-
    gigen Abteilungen mit Bezug zur Notfallmedizin.
3. Ausbildung auf einer Rettungswache mit Teilnahme an Notfalleinsätzen
    über 160 Stunden.
4. Abschlusslehrgang an der staatlich anerkannten Ausbildungseinrichtung
    über 40 UE.

Während des unter 4. genannten Ausbildungsabschnitts erfolgt die Abschlussprüfung. Diese besteht in der Regel aus einer schriftlichen Aufsichtsarbeit, einer
praktischen Prüfung anhand eines Fallbeispiels und einer mündlichen Prüfung.
Darüber hinaus ist stets die Herz-Lungen-Wiederbelebung Bestandteil der praktischen Prüfung.

Im öffentlich-rechtlichen Rettungsdienst werden Rettungssanitäter zumeist als Fahrer auf allen bodengebundenen Rettungsdienstfahrzeugen eingesetzt. Abhängig von den Vorgaben des einschlägigen Landesrettungsdienstgesetzes können sie als Transportbegleiter (Beifahrer) auf Krankentransportfahrzeugen (KTW) und ggf. auf Rettungswagen (RTW) eingesetzt werden. In Rettungsleitstellen bzw. integrierten Leitstellen werden Rettungssanitäter als Disponenten und Telefonisten beschäftigt. Auch diese Einsatzoptionen werden vom einschlägigen Landesrettungsdienstgesetz und ggf. dem Gesetz zur Einführung Integrierter Leitstellen vorgegeben (Vgl. Art. 10 Abs. 1 Nr. 2 BayILSG) (BayILSG, 2012). In der Privatwirtschaft werden Rettungssanitäter als nichtärztliche Mitarbeiter in werksärztlichen Diensten der Industrie bzw. der Wirtschaft beschäftigt. Neben dem Krankentransport und dem werksinternen Rettungsdienst gehört das Besetzen von Unfallhilfsstellen und die Mitarbeit in der Sprechstunde der Werksärzte zu ihren üblichen Aufgaben. Darüber hinaus gibt es zahlreiche ehrenamtliche Tätigkeiten, für die eine Rettungssanitäterausbildung qualifiziert.

Rettungssanitäter können nach entsprechender Zusatzausbildung Ersthelferinnen und Ersthelfer aus- und fortbilden. Dieses Tätigkeitsfeld wird sowohl von den Hilfsorganisationen als auch von Wirtschaftsunternehmen vielfach mit Rettungssanitätern besetzt. In Krankenhäusern jeder Größe wirken Rettungssanitäter an dem hausinternen Krankentransport mit. Oftmals werden sie auch von Sicherheitsunternehmen oder von Großunternehmen im Rahmen des Werkschutzes beschäftigt, um stets eine qualifizierte Erste Hilfe durch das Sicherheitspersonal zu gewährleisten.

3.2.2.3 Rettungsassistent

Zwischen den Jahren 1989 und 2014 war die zweijährige Berufsausbildung zu Rettungsassistenten die höchstmögliche Qualifikationsstufe in der Gruppe der nichtärztlichen Berufe, die sich mit präklinischer Notfallmedizin beschäftigten. Wenngleich seit 01.01.2015 mit der Ausbildung nicht mehr begonnen werden kann, ist noch heute die überwiegende Anzahl der Mitarbeiter im Rettungsdienst, neben den Rettungssanitätern, als Rettungsassistent ausgebildet. Die Rechtsgrundlage zur Führung der Berufsbezeichnung „Rettungsassistent" war das Rettungsassistentengesetz (RettAssG, 1989).

Die Ausbildung dauerte 2 Jahre und beinhaltete ein Jahr Vollzeitunterricht an einer staatlich anerkannten Rettungsassistentenschule mit abschließendem Examen. Das erste Ausbildungsjahr bestand aus 780 Std. Unterricht an der Schule und 420 Std. Ausbildung in einem Krankenhaus. Darüber hinaus war innerhalb der ersten sechs Monate ein dreiwöchiges Praktikum an einer Rettungswache abzuleisten. Der schulischen Ausbildung folgte ein Anerkennungsjahr auf einer Lehrrettungswache. Eine vorab abgeleistete Ausbildung zum Rettungssanitäter im 520-Stunden-Lehrgangssystem konnte auf Antrag angerechnet werden. Die Ausbildungsinhalte ergaben sich aus einer Ausbildungs- und Prüfungsverordnung (RettAssAPrV, 1989). Diese stellte einen einheitlichen Rahmen auf Bundesebene her. Die Anerkennung der i. d. R. privaten Rettungsassistentenschulen oblag jedoch dem jeweiligen Bundesland. Die Länder beriefen die Prüfungsausschüsse und erteilten die Erlaubnis zur Führung der Berufsbezeichnung nach der erfolgreichen Abschlussprüfung. Die Inhalte der Ausbildung waren bundesrechtlich geregelt und ergaben sich aus Anlage 1 zur RettAssAPrV.

Die Aufgabe des Rettungsassistenten war primär definiert als „Helfer des Arztes". Die Aufgabe der Durchführung von lebensrettenden Maßnahmen am Notfallort war beschränkt auf den Zeitraum bis zur Übernahme der Behandlung durch den Arzt (Vgl. § 3 1. Hs. RettAssG).

Darüber hinaus war es lt. Gesetz Aufgabe der Rettungsassistenten, lebenswichtige Körperfunktionen während des Transports zum Krankenhaus zu beobachten und aufrechtzuerhalten (Vgl. § 3 2. Hs. RettAssG).

Grundsätzlich qualifiziert die Ausbildung zur Rettungsassistentin oder zum Rettungsassistenten bis heute zu allen Tätigkeiten im Rettungsdienst, die keine ärztliche Approbation voraussetzen. Hier sind als Beispiele insbesondere zu nennen: Fahrer oder Beifahrer auf dem Krankentransportwagen, Fahrer oder Beifahrer auf dem Rettungswagen, Rettungsassistent auf dem Rettungshubschrauber, Fahrer eines Notarzteinsatzfahrzeuges, Einsatzleiter Rettungsdienst im öffentlich-rechtlichen Rettungsdienst, Leitstellen-Disponent, Leiter einer Rettungswache und zahlreiche weitere Tätigkeiten. Alle in Kap. 3.2.2.2 genannten Tätigkeiten von Rettungssanitätern können auch von Rettungsassistenten übernommen werden.

3.2.2.4 Notfallsanitäter

Am 1. Januar 2014 trat das Gesetz über den Beruf der Notfallsanitäterinnen und der Notfallsanitäter in Kraft (NotSanG, 2014). Durch diese Reform des Berufsbildes des nichtärztlichen Personals im Rettungsdienst soll vor allem die notfallmedizinische Versorgung professionalisiert werden. Mit dem NotSanG hat der Bundesgesetzgeber ein neues Berufsbild geschaffen und den Zugang zu diesem Beruf gesetzlich geregelt.

In § 4 NotSanG wird der staatliche Ausbildungsauftrag an die Notfallsanitäterschulen und die Einrichtungen der praktischen Ausbildung festgelegt. Nach der Ausbildungs- und Prüfungsverordnung zum NotSanG (NotSan-APrV, 2014) sind diese verpflichtet, den Ausbildungsauftrag nach dem NotSanG und der NotSan-APrV zu erfüllen. Der § 4 Abs. 1 des NotSanG nennt die Ziele der Ausbildung zum Notfallsanitäter: „Die Ausbildung zur Notfallsanitäterin oder zum Notfallsanitäter soll entsprechend dem allgemein anerkannten Stand rettungsdienstlicher, medizinischer und weiterer bezugswissenschaftlicher Erkenntnisse fachliche, personale, soziale und methodische Kompetenzen zur eigenverantwortlichen Durchführung und teamorientierten Mitwirkung insbesondere bei der notfallmedizinischen Versorgung und dem Transport von Patientinnen und Patienten vermitteln. Dabei sind die unterschiedlichen situativen Einsatzbedingungen zu berücksichtigen. Die Ausbildung soll die Notfallsanitäterinnen und Notfallsanitäter in die Lage versetzen, die Lebenssituation und die jeweilige Lebensphase der Erkrankten und Verletzten und sonstigen Beteiligten sowie deren Selbständigkeit und Selbstbestimmung in ihr Handeln mit einzubeziehen".

Absatz 2 des § 4 NotSanG schreibt vor, welche Aufgaben der Notfallsanitäter nach erfolgreicher Ausbildung eigenverantwortlich ausführen darf und welche Aufgaben im Rahmen der Mitwirkung auszuführen sind (Tabelle 2).

Tabelle 2: Aufgaben der Notfallsanitäter anhand der Ausbildungsziele §4 NotSanG

Die Ausbildung nach Absatz 1 soll insbesondere dazu befähigen,

1. die folgenden Aufgaben eigenverantwortlich auszuführen:
    a) Feststellen und Erfassen der Lage am Einsatzort und unverzügliche Einleitung notwendiger allgemeiner Maßnahmen zur Gefahrenabwehr,
    b) Beurteilen des Gesundheitszustandes von erkrankten und verletzten Personen, insbesondere Erkennen einer vitalen Bedrohung, Entscheiden über die Notwendigkeit, eine Notärztin oder einen Notarzt, weiteres Personal, weitere Rettungsmittel oder sonstige ärztliche Hilfe nachzufordern, sowie Umsetzen der erforderlichen Maßnahmen,
    c) Durchführen medizinischer Maßnahmen der Erstversorgung bei Patientinnen und Patienten im Notfalleinsatz und dabei Anwenden von in der Ausbildung erlernten und beherrschten, auch invasiven Maßnahmen, um einer Verschlechterung der Situation der Patientinnen und Patienten bis zum Eintreffen der Notärztin oder des Notarztes oder dem Beginn einer weiteren ärztlichen Versorgung vorzubeugen, wenn ein lebensgefährlicher Zustand vorliegt oder wesentliche Folgeschäden zu erwarten sind,
    d) angemessenes Umgehen mit Menschen in Notfall- und Krisensituationen,
    e) Herstellen und Sichern der Transportfähigkeit der Patientinnen und Patienten im Notfalleinsatz,
    f) Auswählen des geeigneten Transportzielortes sowie Überwachen des medizinischen Zustandes der Patientinnen und Patienten und seiner Entwicklung während des Transports,
    g) sachgerechtes Übergeben der Patientinnen und Patienten in die ärztliche Weiterbehandlung einschließlich Beschreiben und Dokumentieren ihres medizinischen Zustandes und seiner Entwicklung,
    h) Kommunizieren mit am Einsatz beteiligten oder zu beteiligenden Personen, Institutionen oder Behörden,
    i) Durchführen von qualitätssichernden und organisatorischen Maßnahmen im Rettungsdienst sowie Dokumentieren der angewendeten notfallmedizinischen und einsatztaktischen Maßnahmen und
    j) Sicherstellen der Einsatz- und Betriebsfähigkeit der Rettungsmittel einschließlich Beachten sowie Einhalten der Hygienevorschriften und rechtlichen Arbeits- und Unfallschutzvorschriften,

2. die folgenden Aufgaben im Rahmen der Mitwirkung auszuführen:
    a) Assistieren bei der ärztlichen Notfall- und Akutversorgung von Patientinnen und Patienten im Notfalleinsatz,
    b) eigenständiges Durchführen ärztlich veranlasster Maßnahmen bei Patientinnen und Patienten im Notfalleinsatz und
    c) eigenständiges Durchführen von heilkundlichen Maßnahmen, die vom Ärztlichen Leiter Rettungsdienst oder entsprechend verantwortlichen Ärztinnen oder Ärzten bei bestimmten notfallmedizinischen Zustandsbildern und -situationen standardmäßig vorgegeben, überprüft und verantwortet werden,

3. mit anderen Berufsgruppen und Menschen am Einsatzort, beim Transport und bei der Übergabe unter angemessener Berücksichtigung der Gesamtlage vom individual-medizinischen Einzelfall bis zum Großschadens- und Katastrophenfall patientenorientiert zusammenzuarbeiten.

Von grundlegender Bedeutung und eine deutliche Abgrenzung zur Kompetenz der Rettungsassistenten ist dabei § 4 Abs. 2 c) NotSanG, nach dem Notfallsanitäter dazu befähigt sind, „eigenverantwortlich medizinische Maßnahmen der Erstversorgung der Patientinnen und Patienten durchzuführen und dabei auch invasive Maßnahmen anzuwenden, um eine Verschlechterung der Situation bis zum Eintreffen des Notarztes oder dem Beginn einer weiteren ärztlichen Versorgung vorzubeugen, wenn ein lebensgefährlicher Zustand vorliegt oder wesentliche Folgeschäden zu erwarten sind".

Um die Berufsbezeichnung Notfallsanitäter führen zu dürfen, sind in der Regel ein mittlerer Bildungsabschluss und eine bundesweit geregelte, dreijährige schulische Ausbildung an Berufsfachschulen Voraussetzung. In Kap. 10.4 im Anhang sind die derzeitig anerkannten Berufsfachschulen für Notfallsanitäter zusammengestellt.

In Abbildung 2 wird der Ablauf einer dreijährigen Notfallsanitäterausbildung am Beispiel des Bildungszentrums und Berufsfachschule für Notfallsanitäter Nürnberg des Bayerischen Roten Kreuzes dargestellt. In § 1 NotSan-APrV in Verbindung mit § 5 Abs. 1 S. 2 NotSanG ist die Ausbildungsstundenzahl für die jeweiligen Ausbildungsorte bundeseinheitlich verbindlich festgelegt. Sie umfasst 1920 Stunden an der Berufsfachschule, 1960 Stunden praktische Ausbildung und 720 Stunden Ausbildung in geeigneten Krankenhäusern. Mit erfolgreichem Abschluss der Ausbildung wird nach §1 NotSanG durch die Erteilung der Erlaubnis, die Berufsbezeichnung „Notfallsanitäterin oder Notfallsanitäter" zu führen, der Zugang zum Beruf gewährleistet.

1. Jahr	Erwerb Mindestqualifikation für den Einsatz im Rettungsdienst	Erwerb Kenntnisse zur Durchführung von Krankentransporten und Kennenlernen der Notfallrettung
2. Jahr	Erwerb Kenntnisse zur Durchführung von Einsätzen der Notfallrettung und Übernahme von Tätigkeiten im Krankentransport und der Notfallrettung	
3. Jahr	Erwerb fachübergreifender Qualifikation mit dem Ziel der verantwortlichen Übernahme der Notfallrettung und Erwerb von Kenntnissen besonderer Einsatzbereiche	

Abbildung 2:   Verlauf einer dreijährigen Ausbildung zum Notfallsanitäter (BRK, 2018)

Mit Wirkung zum 1. Januar 2015, d. h. nach einer einjährigen Übergangsphase, löste das NotSanG das „Gesetz über den Beruf der Rettungsassistentin und des Rettungsassistenten (RettAssG)" ab. Gemäß § 30 NotSanG dürfen Rettungsassistentinnen und Rettungsassistenten ihre Berufsberufsbezeichnung jedoch weiterhin führen.

Besonders für Rettungsassistenten wurden Möglichkeiten geschaffen, abseits der oben beschriebenen Vollzeitausbildung eine verkürzte Ausbildung zu absolvieren, um in einer Ergänzungsprüfung die staatliche Anerkennung als Notfall-sanitäter zu erlangen. Die Übergangsregelung ist in § 32 NotSanG normiert und bestimmte folgende Voraussetzungen für die Anerkennung zum Notfallsanitäter (vgl. Abbildung 3). Rettungsassistenten können innerhalb von sieben Jahren die Anerkennung zum Notfallsanitäter erlangen, wenn sie 1. eine mehr als fünfjährige Tätigkeit als Rettungsassistent nachweisen und eine staatliche Ergänzungsprüfung absolvieren oder 2. eine mindestens dreijährige Tätigkeit als Rettungsassistent nachweisen und zur Vorbereitung auf die Ergänzungsprüfung an einer weiteren Ausbildung von 480 Stunden teilnehmen oder 3. eine kürzere als dreijährige Tätigkeit oder keine Tätigkeit als Rettungsassistent nachweisen und zur Vorbereitung auf die Ergänzungsprüfung an einer weiteren Ausbildung von 960 Stunden teilnehmen (BRK, 2018).

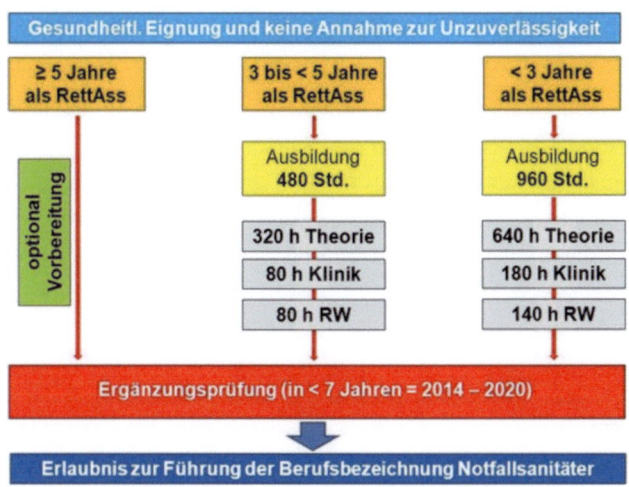

Abbildung 3:   Optionen zur Weiterbildung zum Notfallsanitäter für Rettungsassistenten
(BRK, 2018)

h = Stunden, RettAss = Rettungsassistent, RW = Rettungswagen, Std. = Stunden

Der theoretische Unterricht für die Ausbildung zum Notfallsanitäter erfolgt an staatlich anerkannten Berufsfachschulen. Es handelt sich in der Regel um private Ausbildungseinrichtungen; vereinzelt existieren staatliche oder kommunale Berufsfachschulen für Notfallsanitäter, die jedoch gleichfalls einer gesonderten staatlichen Ankerkennung nach Landesrecht und nach § 6 NotSanG bedürfen. In § 6 NotSanG sind die Anforderungen an die Schulleitung, die Lehrkräfte sowie die Ausstattung der Schulräume geregelt. Die jeweilige Schule trägt nach § 5 Abs. 3 S. 1 NotSanG die Gesamtverantwortung für die Ausbildung.

Die praktische Ausbildung wird an genehmigten Lehrrettungswachen und geeigneten Krankenhäusern durchgeführt (Vgl. § 5 Abs. 2 S. 3 NotSanG), und die staatliche Anerkennung der Berufsfachschulen ist davon abhängig, dass sowohl Vereinbarungen mit von der zuständigen Behörde anerkannten Lehrrettungswachen als auch mit von der zuständigen Behörde als geeignet beurteilten Krankenhäusern bestehen (Vgl. § 6 Abs. 2 Nr. 4 NotSanG).

Bei Inkrafttreten des Notfallsanitäter-Gesetzes im Jahr 2014 wurde eine besitzstandswahrende Norm zugunsten der damals bestehenden staatlich anerkannten Rettungsassistentenschulen in das NotSanG aufgenommen. Diejenigen, die noch vor dem Inkrafttreten des NotSanG auf der Grundlage des damaligen RettAssG staatlich anerkannt waren, behielten ihre Anerkennung, soweit sie nicht gem. § 6 NotSanG zurückgenommen wurde. Diesen Schulen wurden großzügige mehrjährige Fristen zur Erfüllung der Standards des NotSanG bezüglich der Anforderungen an die Schulleitung und die Lehrkräfte eingeräumt. So betrug die Frist zur Einstellung einer entsprechend qualifizierten Fachkraft mit Hochschulausbildung fünf Jahre. Für den Nachweis einer ausreichenden Anzahl akademisch ausgebildeter Lehrkräfte beträgt die Übergangsfrist sogar zehn Jahre (Vgl. § 31 Abs. 2 1. Hs. i.V.m. § 6 Abs. 2 S. 1 Nr. 1 und Nr. 2 NotSanG). Seit Inkrafttreten des NotSanG sind eine erhebliche Anzahl von Rettungsdienstschulen geschlossen worden. Grund dafür dürften zum Einen die erheblich gestiegenen personellen Anforderungen an die Schulen sein, zum Anderen kann eine Berufsfachschule für Notfallsanitäter die Anforderungen des NotSanG an Schulen nur kostendeckend ab einer bestimmten Größe erfüllen.

Abweichend von der Regelung zur Dauer und Struktur der Ausbildung von Notfallsanitätern in §5 NotSanG legt §7 NotSanG fest, dass die Ausbildung auch im Rahmen von Modellvorhaben an Hochschulen erfolgen kann. Abweichungen von der Ausbildungs- und Prüfungsverordnung für Notfallsanitäter sind jedoch nur zulässig, soweit sie den theoretischen und praktischen Unterricht in § 1 Absatz 1 Satz 1 sowie die Anlage 1 der Verordnung betreffen. Jedoch sind im Einzelnen Ziele, Dauer, Art und allgemeine Vorgaben zur Ausgestaltung der Modellvorhaben sowie die Bedingungen für die Teilnahme sind jeweils von den Ländern festzulegen. Die Umsetzung des § 7 NotSanG ist bislang in keinem Bundesland erfolgt oder geplant.

Der Beruf des Notfallsanitäters wird in Mecklenburg-Vorpommern im Rahmen einer dreijährigen Ausbildung im dualen System erlernt. Die medizinischen

Fakultäten der Universitäten bieten hierzu jedoch keinen Studiengang an; die Universität Rostock ist Kooperationspartner von Rettungsdiensten.

3.2.3 Berufsverbände und Standesorganisationen

Als Interessensvertretungen für nichtärztliche und ärztliche Mitarbeiter im Rettungsdienst haben sich zahlreiche Vereinigungen konstituiert, von denen die wichtigsten im Hinblick auf ihre Bekanntheit, Mitgliederzahl, Veröffentlichungen und Präsenz bei fachlichen Angelegenheiten kurz vorgestellt werden.

Beim Deutschen Berufsverband Rettungsdienst e.V. (DBRD) handelt es sich um die größte Interessensvertretung für Rettungssanitäter, Rettungsassistenten und Notfallsanitäter in Deutschland. Der Verband wurde im Jahr 2006 gegründet und beschäftigt sich mit berufspolitischen Fragen aus allen Bereichen der Notfallmedizin und des Rettungsdiensts und bezieht hierzu Stellung (DBRD, 2018). Der DBRD setzt sich für eine Verbesserung der präklinischen Versorgung aller dem Rettungsdienst anvertrauten Patienten ein, vertritt das Rettungsfachpersonal in der Öffentlichkeit und bringt seine Ziele bei Ministerien, Behörden, Verbänden, Organisationen und sonstigen Institutionen ein. Darüber hinaus fördert der DBRD die Weiterentwicklung des deutschen Rettungswesens. Konkrete Schwerpunkte legt der Verband auf dem Gebiet der Therapie im präklinischen Bereich. So entwickelte der Verband im Rahmen der Einführung des NotSanG Muster-Algorithmen zur Umsetzung des Pyramidenprozesses hinsichtlich der Gabe von Notfallmedikamenten durch Notfallsanitäter und publizierte hierzu ergänzend ein Medikamenten-Handbuch.

Die DBRD-Akademie bietet international zertifizierte und standardisierte Kurse zu Therapiekonzepten für spezielle Notfallbehandlungen im präklinischen Bereich an, wie beispielsweise „Advanced Medical Life Support (AMLS)", „Emergency Pediatric Care (EPC)", „Pre Hospital Trauma Life Support (PHTLS")" oder „Tactical Combat Casuality Care" und weitere Kurse zu speziellen notfallmedizinischen Themenkomplexen wie Traumabehandlung, Atmungssicherung oder taktische Einsatzlagen (DBRD, 2019). Die Kurse enden nach bestandener Abschlussprüfung mit einer zeitlich begrenzten Zertifizierung.

Als weitere Interessensvertretung ist der Berufsverband für den Rettungsdienst e.V. (BVRD) zu nennen. Der im Jahr 1983 gegründete Verband vertritt haupt- und nebenamtliche Rettungsassistenten und Rettungssanitäter gegenüber der Exekutive und der Legislative sowie gegenüber anderen Verbänden und Institutionen. Beispielsweise wurde er bei der Novellierung des Rettungsassistentengesetzes im Jahr 2007 vom Gesundheitsausschuss des Bundestages zur Anhörung geladen und zur Stellungnahme aufgefordert (Deutscher Bundestag, 2007). Des Weiteren beschäftigt sich der BVRD mit der Schaffung von Weiterbildungsmöglichkeiten für Rettungsassistenten.

Auch der Fachbereich Rettungsdienst der Gewerkschaft Ver.Di setzt sich für Belange des Rettungsdienstes ein. Die Themen sind unter anderem Arbeitsverdichtung, Arbeitszeiten, Gesundheitsgefährdung und Fachkräftemangel. Das Ziel ist die Aufwertung und Entlastung für Beschäftigte des Gesundheits- und Sozialwesens (Ver.Di, 2018a).

Die Ärztlichen Leiter Rettungsdienst sind seit 2007 im BV-ÄRLD organisiert. „Der Zweck des Bundesverbandes der Ärztlichen Leiter Rettungsdienst Deutschland e.V. ist der Erfahrungsaustausch zwischen seinen Mitgliedern, die Abstimmung und das Fassen von fachbezogenen Beschlüssen, welche sich an seine Mitglieder richten. Des Weiteren fasst er fachbezogene Stellungnahmen für die fachlich interessierte Öffentlichkeit, die Entwicklung und die Förderung und Bewertung von rettungsmedizinischen und organisatorischen Konzepten ab" (BV-ÄLRD, 2018). Der Verband arbeitet ausschließlich für gemeinnützige Zwecke im Sinne der Abgabenordnung, ist selbstlos tätig und verfolgt keine eigenwirtschaftlichen Zwecke.

4 Material und Methoden

Hinweis: Um die Lesbarkeit des Textes zu erleichtern, wird nur die männliche Form der Berufszeichnungen gewählt.

4.1 Literaturrecherche und -auswertung

Für die Darstellung der historischen Entwicklung des Rettungsdienstes wurden zunächst zeitgenössische Darstellungen und Lehrwerke herangezogen, wie beispielsweise der „Leitfaden für den Unterricht freiwilliger Krankenträger" (Rühlemann, 1902) oder „Sanitäts-ABC, Leitfaden für die Ausbildung im Sanitätsdienst" (Dreist, 1940). Eine wertvolle Hilfe stellte auch die ursprünglich als Masterarbeit verfasste „Geschichte des Rettungsdienstes 1945-1990" dar (Kessel, 2008). Die moderne Literatur beginnt mit den Arbeiten von Dr. med. Bodo Gorgaß, der mit Prof. Dr. med. Friedrich Wilhelm Ahnefeld nicht nur das (Test-) Rettungszentrum des Bundeswehrkrankenhauses und der Universität Ulm aufbaute, sondern zusammen mit Ahnefeld im Jahr 1980 das erste Lehrbuch für den Rettungsdienst verfasste (Gorgaß und Ahnefeld, 1980); weitere Lehrbücher für Rettungsassistenten und Rettungssanitäter folgten (Gorgaß und Ahnefeld, 1989, Gorgaß et al., 2007). Außerdem waren Quellen über die Internetpräsenzen des DRK und des Deutschen Berufsverbands Rettungsdienst verfügbar. Zusätzliche Literatur ergab sich aus den Quellenverzeichnissen bereits aufgefundener Publikationen und einer Handsuche in einschlägigen Periodika.

Die Volltexte relevanter Bundesgesetze und -verordnungen konnten im Internet (z. B. über www.gesetze-im-internet.de oder htpps://dejure.org) direkt heruntergeladen werden. Landesrechtliche Gesetze und Vorschriften waren über die Homepages der jeweiligen Landesregierungen zugänglich.

Länderspezifische Fragen zur Ausbildung von Rettungsdienstfachpersonal konnten durch brieflichen oder telefonischen Kontakt mit den zuständigen Behörden sowie Universitäten geklärt werden.

Die Auswertung der zusammengestellten Literatur erfolgt deskriptiv.

4.2 Befragung von nichtärztlichem Rettungsfachpersonal

4.2.1 Teilnehmer und Fragebögen

Durch Vermittlung eines Ärztlichen Leiters Rettungsdienst in Hessen, welcher in dieser Funktion dort in zwei Landkreisen tätig ist, konnten am Rande von vier verschiedenen Fortbildungsveranstaltungen für das Rettungsdienstpersonal im Herbst 2018 insgesamt 75 Teilnehmer der Berufsgruppen Notfallsanitäter (NS), Rettungsassistenten (RA) und Rettungssanitäter (RS) für eine Befragung gewonnen werden.

Für die Befragung wurde ein Fragebogen entwickelt, der in drei geringfügig unterschiedlichen Varianten – entsprechend den Berufsgruppen NS, RA oder RS – erstellt wurde (vgl. Anhang S. 131ff).

Im ersten Teil des Fragebogens wurden soziodemographische Daten (Alter, Geschlecht, Familienstand) und Angaben zur schulischen und beruflichen Ausbildung sowie zum früheren Beruf der Teilnehmer erfragt. Außerdem wurde die Dauer der Berufstätigkeit im Rettungsdienst sowie die ehrenamtliche Tätigkeit im Rettungs-/Sanitätsdienst oder einer Hilfsorganisation erfasst.

Der zweite Teil richtete sich auf den aktuellen Tätigkeitsbereich und sammelte Daten zum Einsatzbereich und zur Funktion der Mitwirkenden innerhalb des Rettungsdienstes. Außerdem wurde gezielt nach Änderungen durch das Inkrafttreten des NotSanG gefragt und zwar, ob sich die Tätigkeit und die Wahrnehmung durch die Öffentlichkeit seit Einführung des neuen Berufsbildes Notfallsanitäter beziehungsweise seit dem Berufsabschluss als Notfallsanitäter verändert hat. Außerdem wurde um Auskunft gebeten, ob der Teilnehmer vor Einführung des NotSanG (Gruppen RA und RS) beziehungsweise seit dem Abschluss Notfallsanitäter (Gruppe NS) über mehr Kompetenzen im Rettungsdienst verfügt habe.

Im dritten Teil wurden Fragen zur Fort- und Weiterbildung gestellt, d. h. ob die Mitwirkenden regelmäßig an Fortbildungen ≥30 Stunden jährlich teilnehmen, ob sie eine Fremdsprachenausbildung und ein Deeskalationstraining für hilfreich erachten und sich mehr Fortbildungsthemen im Bereich Arbeitsschutz wünschen.

Die Frage nach einer etwa geplanten Weiterbildung differierte je nach der Berufsgruppe, wie in Abbildung 4 dargestellt.

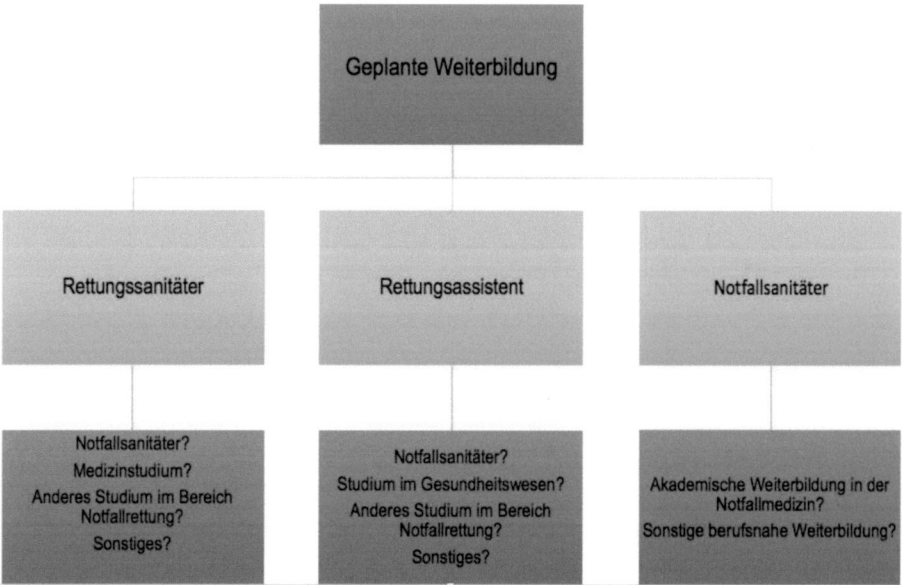

Abbildung 4:   Geplante Weiterbildungen in Abhängigkeit vom aktuellen Beruf

(Gelb: derzeitige Berufstätigkeit, Blau: etwa angestrebte Weiterbildung)

Alle Teilnehmer füllten einen ihrer Berufsgruppe entsprechenden Fragebogen aus.

4.2.2 Auswertung der Fragebögen

Alle Auswertungen wurden mit dem Programmpaket STATISTICA Version 9.1 (Firma StatSoft Inc., Tulsa/USA, 2010) durchgeführt.

Im Rahmen dieser Auswertung wurde zwischen intervall-, rang- und nominalskalierten Variablen unterschieden. Bei intervallskalierten Variablen sind die Abstände aufeinander folgender Intervalle konstant (hier zum Beispiel Praxisdauer in Jahren). Bei rangskalierten Variablen wurden die Untersuchungsobjekte nach einem objektiven Merkmal geordnet (hier zum Beispiel Schulabschluss Hauptschule, Mittlere Reife, Fachhochschulreife, Abitur). Bei nominalskalierten Variablen wurden die Untersuchungsobjekte in Merkmalsklassen geordnet, die keine objektive Reihenfolge darstellen (hier zum Beispiel Geschlecht weiblich/männlich).

Für intervallskalierte und rangskalierte Variablen (im Folgenden als „stetige" Variablen bezeichnet) wurden folgende Kennwerte berechnet:

- Gültigkeit: n - Anzahl der gültigen Werte
- Mittelwert: arithmetischer Mittelwert
- Median: 50% der Werte der Stichprobe sind kleiner als der Median, 50% sind größer als der Median.
- Minimum
- Maximum
- Standardabweichung

Für rangskalierte und nominalskalierte Variablen (im Folgenden als „diskrete" Variablen bezeichnet) wurde die Anzahl der Werte in jeder Kategorie und deren Anteil an der Gesamtzahl (%) berechnet.

5 Ergebnisse

5.1 Umsetzung des Notfallsanitätergesetzes (NotSanG) durch die Bundesländer

Da das Notfallsanitätergesetz nur die Berufszulassung regelt, hat es keinen Einfluss auf die Organisation des Rettungsdienstes und damit über die Verwendung des Notfallsanitäters. Die Berufsausübung ergibt sich aus den jeweiligen Rettungsdienstgesetzen der Länder.

Nach Art. 74 Abs. 1 Nr. 19 GG regelt der Bundesgesetzgeber nur die „Zulassung zu ärztlichen und anderen Heilberufen und zum Heilgewerbe" (GG, 1949), was nach Rechtsprechung des Bundesverfassungsgerichtes die Beschreibung des Berufes beinhaltet. Der Bund kann also fachliche Anforderungen, d. h. die für den Beruf typischen Fähigkeiten sowie die Festlegung der schulischen Voraussetzungen für den Zugang zur Ausbildung regeln. Somit gehören alle Regelungen, die sich auf die inhaltliche Berufsausübung beziehen, nicht mehr zur Gesetzgebungskompetenz des Bundes sondern werden gem. Art. 70 Abs. 1 GG innerhalb der landesrechtlichen Vorschriften geregelt, deren für die vorliegende Untersuchung relevanten Punkte im Folgenden geschildert werden.

5.1.1 Baden-Württemberg

Vorgaben zur Qualifikation

Am 30.12.2015 wurde in Baden-Württemberg das Rettungsdienstgesetz (RDG BW, 2010) geändert. Hier wird auf das neu geschaffene Berufsbild des Notfallsanitäters eingegangen. Rettungsassistentinnen und Rettungsassistenten haben gem. § 32 NotSanG bis einschließlich 31.12.2020 durch Ablegen einer Ergänzungsprüfung die neue Berufsbezeichnung „Notfallsanitäterin oder Notfallsanitäter" zu erwerben. Im Einzelfall kann die Frist bis zum 01.01.2026 verlängert werden.

Tabelle 3 nennt die relevanten Vorgaben zur Qualifikation für den Rettungsdienst nach dem baden-württembergischen Landesrecht.

Tabelle 3: Landesrecht in Baden-Württemberg

§ 9 I RDG BW Gem. § 9 I RDG sollen Krankenkraftwagen und Notarzteinsatzfahrzeuge mit zwei geeigneten Personen besetzt werden, dabei soll es sich bei einer Person um einen Rettungsassistenten oder einen Notfallsanitäter handeln
§ 9 III RDG BW In § 9 III RDG wird bestimmt, dass der Einsatz von Rettungsassistenten nur bis zum 31.12.2020 zugelassen ist.
§3 Heil/GesBerZustV BW (Heil/GesBerZustV BW, 2008) Es wird festgelegt, dass das Regierungspräsidium Karlsruhe für die Durchführung des Notfallsanitätergesetzes und die Ausbildung- und Prüfungsverordnung für Notfallsanitäterinnen und Notfallsanitäter zuständig ist.

BW = Baden-Württemberg, Heil/GesBerZustV = Heilberufe- und Gesundheitsfachberufe-Zuständigkeitsverordnung, RDG = Rettungsdienstgesetz

Ein Ärztlicher Leiter Rettungsdienst besteht in Baden-Württemberg bisher noch nicht. Das Innenministerium hat das Konzept für die Aufgaben und Zuständigkeiten der Ärztlichen Leiter Rettungsdienst bei den Regierungspräsidien (ÄLRD-RP) erstellt. Die vier Stellen der ÄLRD werden baldmöglichst bei den Regierungspräsidien ausgeschrieben (Landtag von Baden-Württemberg, 2018).

Übertragung heilkundlicher und invasiver Eingriffe auf Notfallsanitäter

Für die Übertragung heilkundlicher und invasiver Eingriffe auf Notfallsanitäter wurden in Baden-Württemberg ausführliche Handlungsempfehlungen herausgegeben (Barz et al., 2018). Diese sollen eine generelle Richtschnur bieten, jedoch die Notfallsanitäter nicht davon entbinden, eigenverantwortlich nach eigener Einschätzung medizinische Maßnahmen der Erstversorgung durchzuführen. Nicht-invasive Maßnahmen haben dabei Vorrang vor invasiven Maßnahmen.

Als Beispiel einer Handlungsempfehlung wird hier der intravenöse Zugang für einen Notfallpatienten unter 10 Jahren und/oder einem Körpergewicht unter 30 kg herangezogen. Da insbesondere bei Kindern die Anlage des Venenzugangs eine komplexe Maßnahme darstellt, wird die Punktion von kindlichen Venen in der Handlungsempfehlung eingeschränkt.

Erfüllt der Notfallpatient die oben genannten Voraussetzungen, muss der Notfallsanitäter zunächst aufklären und sich eine (mutmaßliche) Einwilligung über die Maßnahme und Indikation einholen. Liegt diese nicht vor, so soll das Kind ohne intravenösen Zugang transportiert werden. Falls eine Einwilligung vorliegt, soll der Notfallsanitäter als Nächstes überprüfen, ob ein erfolgreicher Zugang ohne Fehlpunktion, Verlegung der Kanüle, Verletzung von Nerven und/oder Venenreizung möglich erscheint. Findet der Notfallsanitäter eine geeignete Vene, soll er den Verlauf der Punktion und Injektion kontrollieren und dabei auf Schwellungen und Tropfgeschwindigkeit achten. Falls er keine geeignete Vene findet, soll er je nach Dringlichkeit einen weiteren, jedoch letzten Versuch der Punktion wagen. Ist auch dieser nicht erfolgreich, soll gegebenenfalls ohne den Zugang weiter vorgegangen und transportiert werden (Barz et al., 2018)

5.1.2 Bayern

Vorgaben zur Qualifikation

In Bayern wurde die Umsetzung des NotSanG in das Gesetz zur Änderung des Bayrischen Rettungsdienstgesetzes und der Verordnung zur Ausführung des Bayrischen Rettungsdienstgesetzes (BayRDG, 2016) am 08.03.2016 beschlossen und ist zum 01.04.2016 in Kraft getreten. In folgenden Vorschriften wird das NotSanG umgesetzt (Tabelle 4).

Tabelle 4: Landesrecht in Bayern

Art. 43 Abs. 1 Satz 2 BayRDG

Legt fest, dass bei der Notfallrettung, die gem. Art. 2 Abs. 2 BayRDG die notfallmedizinische Versorgung umfasst, mindestens ein Notfallsanitäter zur Betreuung des Patienten einzusetzen ist.

Art. 43 Abs. 5 Satz 1 BayRDG

Beim arztbegleiteten Patiententransport mit Rettungswagen muss der Patient durch einen Verlegungsarzt mit Notarztqualifikation oder einen Krankenhausarzt sowie einen Notfallsanitäter betreut werden.

Art. 43 Abs. 5 Satz 4, Halbsatz 1 BayRDG

Im Intensivtransport zur Patientenbetreuung durch nichtärztliches Personal muss der Intensivtransportwagen zwingend mit einem Notfallsanitäter oder für die Übergangszeit auch von einem Rettungsassistenten besetzt sein.

Art. 55 Abs. 4 Satz 1 BayRDG

Diese Übergangsvorschrift regelt, dass für die zwingende Qualifikation des Rettungsassistenten zum Notfallsanitäter ein Zeitraum von zehn Jahren ab Inkrafttreten vorgegeben ist. Ab dem 01.01.2024 sollen anstelle der Rettungsassistenten ausschließlich Notfallsanitäter eingesetzt werden.

Art. 12 Abs. 1 Satz 2 Nr. 6 BayRDG

In Art. 12 BayRDG werden die Aufgaben und Befugnisse präzisiert. Mit Art. 12 Abs. 1 Satz 2 Nr. 6 hat der Landesgesetzgeber an § 4 Abs. 2 Nr. 2 c) NotSanG angeknüpft. Notfallsanitäter werden befugt, heilkundliche Maßnahmen bei bestimmten notfallmedizinischen Zustandsbildern und -situationen eigenständig durchzuführen. Diese werden dabei vom ÄLRD vorgegeben, überprüft und verantwortet.

Abs. = Absatz, ÄLRD = Ärztlicher Leiter Rettungsdienst, Art. = Artikel, BayRDG = Bayerisches Rettungsdienstgesetz, NotSanG = Notfallsanitätergesetz

In Art. 11 und 12 BayRDG ist die Organisation des Ärztlichen Leiters Rettungsdienstes Bayerns geregelt. Für jeden Rettungsdienstbereich wird grundsätzlich
nur ein ÄLRD bestellt. Die Bestellung erfolgt nach Anhörung der im jeweiligen
Bereich zuständigen Durchführenden des Rettungsdienstes und der Kassenärztlichen Vereinigung Bayerns. Als ÄLRD kann vorbehaltlich anderer Regelungen
unter anderem nur bestellt werden, wer über eine mindestens fünfjährige Einsatzerfahrung als Notarzt im Rettungsdienst verfügt und regelmäßig im Notarztdienst tätig ist. Der ÄLRD soll im Notarztdienst seines Rettungsdienstbereichs,
der Bezirksbeauftragte im Notarztdienst seines Zuständigkeitsbereiches tätig
sein. Die ÄLRD haben die Aufgabe, im Zusammenwirken mit den innerhalb ihres
Zuständigkeitsbereiches im Rettungsdienst Mitwirkenden, die Qualität rettungsdienstlicher Leistungen zu sichern und zu verbessern. Zu Erfüllung seiner Aufgaben nach Satz 1 kann der ÄLRD allen im öffentlichen Rettungsdienst Mitwirkenden fachliche Aufgaben erteilen. Er selbst unterliegt nur den Weisungen des
Bezirks- bzw. Landesbeauftragten.

Übertragung heilkundlicher und invasiver Eingriffe auf Notfallsanitäter

Die Übertragung heilkundlicher und invasiver Eingriffe wird in Bayern vom Ärztlichen Leiter Rettungsdienst bestimmt. Dafür hat der ÄLRD sogenannte Algorithmen geschaffen, an denen sich die Notfallsanitäter orientieren können. Sie werden in Anlehnung an den § 2c NotSanG „2c-Maßnahmen" genannt und gelten
bayernweit einheitlich (ÄLRD Bayern, 2018a).

Als Beispiel eine solchen Vorgabe wird „Delegation: i.v. Zugang, Infusion, Analgesie, isolierte Verbrennung/Verbrühung" (ÄLRD Bayern, 2018a) herangezogen:
Liegt eine Verbrennung bzw. Verbrühung bei einem Patienten vor, so muss vom
Notfallsanitäter zunächst festgestellt werden, ob es sich um eine offensichtlich
schwere Verbrennung oder Verbrühung handelt. Wenn dies bejaht wird, soll ein
Notarzt nachgefordert werden. Wenn dies nicht der Fall ist, dann soll der system-
bezogene Zustand festgestellt werden. Handelt es sich um einen kritischen Patienten, soll umgehend ein Notarzt angefordert werden. Wenn auch dieser Fall
nicht vorliegt, soll der Notfallsanitäter weiter feststellen, ob ein ABCDE-Problem

vorliegt, und bei Bejahung ebenfalls einen Notarzt nachfordern. Falls nicht, soll der Notfallsanitäter nun klären, ob es Hinweise für ein Inhalationstrauma oder Verbrennungen des Gesichts und Halses und/oder Beteiligung von Kopf und Hals mit einer Körperoberfläche über 10% gibt. Liegt dies vor, soll ein Notarzt nachgefordert werden. Anschließend stellt der Notfallsanitäter fest, ob der Patient unter tolerablen Schmerzen leidet. Falls ja, soll er in eine geeignete Behandlungseinrichtung transportiert werden. Falls nicht, soll der Notfallsanitäter den Patienten aufklären und anschließend zu einer **heilkundlichen und invasiven (2c) Maßnahme** greifen. In diesem Fall soll der Notfallsanitäter einen venösen Zugang legen und mit 7,5 mg Piritramid in 100 ml NaCl 0,9% als Kurzinfusion über 5 min verabreichen. Falls die Schmerzen für den Patienten danach immer noch nicht tolerabel sind, soll spätestens jetzt der Notarzt nachgefordert werden.

5.1.3 Berlin

Vorgaben zur Qualifikation

In Berlin wird das NotSanG im Gesetz über den Rettungsdienst für das Land Berlin (RDG Berlin) umgesetzt. Das Gesetz wurde zum 30.09.2016 an das Berufsbild des Notfallsanitäters angepasst (RDG Berlin, 2016). Wesentliche Vorschriften zur Qualifikation sind in Tabelle 5 zusammengestellt.

Tabelle 5:   Landesrecht in Berlin

§ 9 Abs. 2 a) RDG Berlin
Er sieht vor, dass Krankenwagen und Notfalleinsatzfahrzeuge im Einsatz mit mindestens einem Notfallsanitäter im Sinne des NotSanG zu besetzen sind.
§ 5 a RDG Berlin
Eine ärztliche Leitung Rettungsdienst (ÄLRD) wurde ebenso in Berlin eingeführt. Sie soll die Einsätze leiten und überwachen.

§ 5 b RDG Berlin

Der ÄLRD hat insbesondere die Aufgabe die medizinischen Behandlungs-standards für bestimmte notfallmedizinische Zustandsbilder und -situationen festzulegen und daraus resultierenden heilkundlichen Maßnahmen im Sinne von § 4 Abs. 2 Nr. 2 c) des NotSanG für Notfallsanitäter zu delegieren.

§ 9 Abs. 3 RDG Berlin

Die Notfallsanitäter/innen führen auf Grundlage des § 4 Abs. 2 Nr. 2 c) heil-kundliche Maßnahmen durch, zu welchen sie von der ärztlichen Leitung Ret-tungsdienst oder einem anderen Arzt ermächtigt werden.

Notfallsanitäterinnen und Notfallsanitäter müssen des Weiteren jährlich an Fortbildungen teilnehmen. Die Fortbildungsverpflichtung beträgt jährlich 40 Stunden und hat ihren Schwerpunkt in der praktischen Ausbildung.

Abs. =Absatz, ÄLRD = Ärztlicher Leiter Rettungsdienst, NotSanG = Nottfallsanitätergesetz, RDG = Rettungsdienstgesetz

Der ÄLRD Berlin leitet und überwacht den Rettungsdienst und insbesondere die Notfallrettung und den Notfalltransport in medizinischen Fragen und Angelegen-heiten der Qualitätssicherung und -verbesserung. Er kann nur bestellt werden, wenn er die Qualifikation Leitende Notärztin oder Leitender Notarzt besitzt und erfolgreich an einer Fortbildung zur Ärztlichen Leiterin bzw. zum Ärztlichen Leiter Rettungsdienst teilgenommen hat (RDG Berlin, 2016).

Der ÄLRD ist für das medizinische Qualitätsmanagement und die fachliche Ge-samtkonzeption der präklinischen Patientenversorgung und -betreuung verant-wortlich. Die Ärztliche Leitung Rettungsdienst nimmt insbesondere die Aufgabe der Mitwirkung bei der Erstellung von rettungsdienstlichen Bedarfsanalysen und die Koordination der am Rettungsdienst beteiligten Organisationen. Des Weite-ren legt sie auch fest, welche medizinischen Behandlungsstandards für be-stimmte notfallmedizinische Zustandsbilder und -situationen sowie die daraus re-sultierende Delegation heilkundlicher Maßnahmen i.S.v. § 4 Abs. 2 Nr. 2 c) NotSanG (RDG Berlin, 2016)

Übertragung heilkundlicher und invasiver Eingriffe auf Notfallsanitäter

In Berlin werden die Algorithmen zur Übertragung heilkundlicher Maßnahmen von der Berliner Feuerwehr vorgegeben (Berliner Feuerwehr, 2017). Die Algorithmen sind farblich gekennzeichnet: Dabei steht grün für eine Basismaßnahme, gelb für eine erweiterte Versorgungsmaßnahme, orange für ärztliche Maßnahmen eines Notfallsanitäters und rot für Maßnahmen, die ausschließlich ein Notarzt ergreifen darf.

Liegt beispielsweise bei einem Patienten ein akutes Koronarsyndrom vor, so handelt es sich um eine (rot gekennzeichnete) Herz-Kreislaufstörung, deren Behandlung dem Notarzt obliegt. Allerdings dürfen zunächst Rettungsassistenten oder Notfallsanitäter Basismaßnahmen durchführen, wie die Beruhigung des Patienten, ein 12-Kanal-EKG, Blutdruckmessung und Sauerstoffgabe. Wenn dadurch keine Besserung eintritt, dürfen die weiteren Schritte nur von einem Notfallsanitäter oder Notarzt vorgenommen werden. Der Notfallsanitäter legt einen intravenösen Zugang und verabreicht Acetylsalicylsäure und Heparin. Leidet der Patient an starken Schmerzen, darf die nächste Maßnahme nur von einem Notarzt ergriffen werden. Liegen keine Schmerzen sondern Übelkeit und Erbrechen vor, so darf der Notfallsanitäter Dimenhydrinat i.v. verabreichen und anschließend den Patienten in die Zielklinik transportieren (Berliner Feuerwehr, 2017).

5.1.4 Brandenburg

Vorgaben zur Qualifikation

In Brandenburg wurde das Berufsbild des Notfallsanitäters zunächst in der am 13 Juni 2014 in Kraft getretenen „Ersten Verordnung zur Änderung der Landesrettungsdienstplanverordnung" verankert. Mit Änderung der Verordnung über den Landesrettungsdienstplan (LRDPV) am 21. Juli 2015 wurde das neue Berufsbild nun auch hier untergebracht (LRDPV, 2011). Tabelle 6 nennt die wesentlichen Vorschriften für das Berufsbild des Notfallsanitäters.

Tabelle 6: Landesrecht in Brandenburg

§ 6 Abs. 2 LRDPV Es wird festgelegt, dass Notarzteinsatzfahrzeuge mit einem Notarzt und einem Notfallsanitäter/Rettungsassistenten als Fahrer besetzt sein müssen.
§ 6 Abs. 3 LRDPV Rettungswagen müssen mit zwei fachlich geeigneten Personen besetzt werden, wovon mindestens eine der beiden Personen eine Ausbildung zum Notfallsanitäter erfolgreich abgeschlossen haben muss.
§ 6 Abs. 4 LRDPV Luftrettungsfahrzeuge müssen mit einem Notarzt, einem Notfallsanitäter und einem Piloten besetzt sein. Rettungshubschrauber sind mit erfahrenen Notfallsanitätern zu besetzen, die mindestens drei Jahre im bodengebundenen Rettungsdienst tätig waren.
§ 6 Abs. 6 LRDPV Des Weiteren erfordert die Tätigkeit als Disponent für den Rettungsdienst in einer Regionalleitstelle mindestens die fachspezifische Qualifikation als Notfallsanitäter oder Rettungsassistent.
§ 6 Abs. 8 LRDPV Hierbei handelt es sich um die Übergangsregelung, welche festlegt, dass bis zum 31. Dezember 2020 auch Rettungsassistenten statt Notfallsanitätern eingesetzt werden können, was bedeutet, dass ab dem 01.01.2021 nur noch Notfallsanitäter eingesetzt werden sollen.

§ 15 Abs. 1 Satz 1 BbgRettG, § 8 Abs. 1 LRDPV

Im brandenburgischen Rettungsdienstgesetz (BbgRettG, 2008) und in der
LRDPV werden die Organisation und die Aufgaben der Ärztlichen Leitung eines Rettungsdienstbereiches geregelt. Sie sind zuständig für die Festlegung
von medizinischen Behandlungsstandards und die Delegation heilkundlicher
Maßnahmen der Notfallsanitäter. § 8 Abs. 1 legt fest, dass die Ärztlichen Leiter die fachliche Anleitung und Kontrolle über das gesamte im Zuständigkeitsbereich des Rettungsdienstträgers eingesetzte medizinische Personal haben.

**Abs. = Absatz, BbgRettG = Brandenburgisches Rettungsdienstgesetz, LRDPV = Verord-
nung über den Landesrettungsdienstplan**

In Brandenburg soll für jeden Rettungsdienstbereich eine Ärztliche Leiterin Rettungsdienst oder ein Ärztlicher Leiter Rettungsdienst durch den Träger des Rettungsdienstes benannt werden. Die Ärztliche Leitung ist gem. § 15 Abs. 1 BbgRettg
insbesondere verantwortlich für die fachliche Anleitung und Kontrolle der notfallmedizinischen Betreuung, die Gewährleistung der notfallmedizinischen Fort- und Weiterbildung des Personals und die jährliche Auswertung der Qualitätssicherungs-
maßnahmen im medizinischen Bereich des Rettungsdienstes (BbgRettG, 2008).

Übertragung heilkundlicher und invasiver Eingriffe auf Notfallsanitäter

Als Beispiel für die Übertragung heilkundlicher und invasiver Maßnahmen auf die Notfallsanitäter wird hier ein Polytrauma herangezogen (Rettungsmedizin LÄKB, 2018).
Der Notfallsanitäter soll zunächst die Kriterien für den hohen Gefährdungsgrad des
Polytraumas feststellen. Anschließend soll er vor der Gabe von Katecholaminen oder
Opioiden die Pupillenweite erfassen. Der Notfallsanitäter soll bei Oxygenierungsabfall
unter Beatmung an einen Spannungspneumothorax denken. Aktive Blutungen sollen
gemäß des Stufenschemas behandelt werden. Im hypovolämischen Schock darf nun
einmalig eine hyperosomolare Lösung gegeben werden. Rettungsassistenten können, wenn überhaupt, in diesem Bereich lediglich im Rahmen der Notkompetenz

gem. § 34 StGB tätig werden. Dies war jedoch stets mit dem Risiko eines Strafverfahrens für die betroffenen Rettungsassistenten verbunden.

5.1.5 Bremen

Vorgaben zur Qualifikation

Das Bremische Hilfeleistungsgesetz (BremHilfeG, 2016) enthält Regelungen über die Bremer Feuerwehren, den Rettungsdienst und Krankentransport und enthält auch das Berufsbild des Notfallsanitäters.

Der ÄLRD in Bremen überwacht und leitet den Rettungsdienst in medizinischen Fragen und Angelegenheiten des Qualitätsmanagements. Er nimmt selbst am Notarztdienst teil und gehört zur Gruppe der Leitenden Notärzte und Notärztinnen in einem Rettungsdienstbereich. Er muss des Weiteren einen Fachkundenachweis „Ärztlicher Leiter Rettungsdienst" besitzen (BremHilfeG, 2016).

Tabelle 7:   Landesrecht in Bremen

§ 30 Abs. 4 BremHilfeG
Krankenkraftwagen sind in der Notfallversorgung mit mindestens zwei fachlich geeigneten Personen zu besetzen, von denen eine Person Rettungsassistent oder Notfallsanitäter ist.
§ 30 Abs. 6 BremHilfeG
Luftrettungsmittel sind im Einsatz neben den erforderlichen Personen, die das Flugzeug führen, mit einem Notarzt und einem Rettungsassistenten oder einem Notfallsanitäter zu besetzen.
§ 31 BremHilfeG
Die Ärztliche Leitung Rettungsdienst überwacht und leitet den Rettungsdienst in medizinischen Fragen und Angelegenheiten des Qualitätsmanagements.

Abs. = Absatz, BremHilfeG = Bremisches Hilfeleistungsgesetz

Übertragung heilkundlicher und invasiver Eingriffe auf Notfallsanitäter

Vom ärztlichen Leiter Rettungsdienst Bremen und Niedersachsen wurden die sogenannten «NUN-Algorithmen zur Aus- und Fortbildung und als Grundlage zur Tätigkeit von Notfallsanitätern» festgelegt. Die Abkürzung «NUN» steht für «**Nie**dersächsische Schulungsgrundlage für **N**otfallsanitäterinnen und Notfallsanitäter». (LV ÄLRD Niedersachsen/Bremen, 2017). Für die Anwendung von Medikationen und Maßnahmen, insbesondere von invasiven Maßnahmen, sind die Vorgaben des zuständigen ÄLRD verbindlich.

Beispielshaft sieht eine Empfehlung für einen Notfallsanitäter bei einem Patienten mit stärksten Schmerzen wie folgt aus: Zunächst soll der Notfallsanitäter gemäß dem „Versorgungspfad Analgesie – Stärkste Schmerzen" die ABCDE-Prioritäten beachten und Basismaßnahmen wie Ruhigstellung, Lagerung, Zuwendung und ggf. Notarztalarmierung durchführen. Anschließend soll er die Schmerzintensität über ein Skalierungssystem entweder eine visuelle Analogskala zur von subjektiven Schmerzeinschätzung des Patienten (VAS) oder einer numerischen Analogskala (NAS) einstufen und bei Schmerzen von ≥ 6 von 10 Punkten ein Opioid i.v. verabreichen, z. B. Morphium als 3 mg-Bolus i.v. Ist der Zustand nach 5 Minuten unverändert und besteht kein O^2-Sättigungsabfall, keine Vigilanzminderung und keine Hypotonie kann die Opioidgabe wiederholt werden. Führt eine dritte Opioidverabreichung nicht zur erwünschten Schmerzreduzierung, obliegt die Weiterversorgung dem Notarzt.

5.1.6 Hamburg

Vorgaben zur Qualifikation

Die Notfallrettung ist in Hamburg in den Vorschriften des Hamburgischen Rettungsdienstgesetzes (HmbRDG, 1992) niedergeschrieben. Erst durch Änderung des Gesetzes am 06.06.2017 wurde das Berufsbild der Notfallsanitäterin bzw. des Notfallsanitäters untergebracht. Am 18.05.2018 sind die Änderungen des Entwurfs in Kraft getreten (HmbRDG, 1992).

Tabelle 8:   **Landesrecht in Hamburg**

§ 21 Abs. 2 HmbRDG
Legt fest, dass Krankenkraftwagen bei der Notfallrettung im Einsatz mit mindestens einem Rettungssanitäter als Fahrer und mindestens einem Notfallsanitäter als Betreuer zu besetzen sind.
§ 21 Abs. 3 HmbRDG
In dieser Vorschrift wird auf die Berufsbezeichnung „Notfallsanitäter" eingegangen. Notfallsanitäter sind demnach Personen, die die Berufsbezeichnung Notfallsanitäter i.S. d. NotSanG führen.
§ 27 Abs. 2 HmbRDG
Hierbei handelt es sich um die Übergangsregelung. Bis zum 31.12.2020 dürfen abweichend von § 21 Abs. 2 noch Rettungsassistenten als Betreuer der Patienten eingesetzt werden.

Abs. = Absatz, HmbRDG = Hamburgisches Rettungsdienstgesetz, NotSanG = Notfallsanitätergesetz

Die Organisation der ÄLRD ist bisher nicht im Rettungsdienstgesetz von Hamburg verankert.

Übertragung heilkundlicher und invasiver Eingriffe auf Notfallsanitäter

Die Notfallsanitäter sollen in Hamburg bei einem Patienten, dessen Atemwege durch einen Fremdkörper verlegt sind, eine Laryngoskopie durchführen und versuchen, den Fremdkörper mittels Magillzange oder Absaugung zu entfernen. Ist dies nicht erfolgreich, soll der Tubus wieder entfernt werden. Falls die Fremdkörperentfernung gelingt, soll die Beatmung kontrolliert und ggf. maschinell durchgeführt werden (LV ÄLRD Niedersachsen/Bremen, 2017).

5.1.7 Hessen

Vorgaben zur Qualifikation

In Hessen ist das Berufsbild des Notfallsanitäters in der Verordnung zur Änderung der Durchführungsverordnung (DV) des Hessischen Rettungsdienstgesetzes vom 22. Dezember 2014 verankert (HRDG-DV, 2014). Dabei bezieht sich das Gesetz auf die bundesweit geltende NotSan-APrV aus dem Jahr 2014. Mit den Tätigkeiten der Notfallsanitäterinnen und Notfallsanitäter befassen sich drei Normen der HRDGV (Tabelle 9).

Tabelle 9:   **Landesrecht in Hessen**

§ 24 Abs. 1 Nr. 1 b) HRDG-DV
Nach dieser Vorschrift muss der Betrieb des Leistungserbringers von einer Person geführt werden, die über eine Erlaubnis nach § 1 NotSanG oder nach § 1 RettAssG verfügt.
§ 25 Abs. 2 Nr. 1 b) HRDG-DV
Auf Fahrzeugen für die Notfallversorgung darf der Leistungserbringer nur Personen einsetzen, die mindestens als Beifahrer eine Erlaubnis nach § 1 NotSanG besitzen und jährlich zu den Themenbereichen der Notfallversorgung weitergebildet werden. Übergangsweise dürfen Rettungsassistenten bis längstens 31.12.2021 auf Fahrzeugen der Notfallrettung als Beifahrer eingesetzt werden.

> § 25 Abs. 3 HRDG-DV
>
> Bei den nach § 1 Abs. 1 Nr. 2 NotSan-APrV genehmigten Lehrrettungswachen können abweichend von Abs. 2 Satz 1 Nr. 1 Personen eingesetzt werden, die sich dort zur praktischen Ausbildung
>
> 1. im zweiten Ausbildungsjahr zum Notfallsanitäter befinden, als Fahrzeugführer,
>
> 2. im dritten Ausbildungsjahr zum Notfallsanitäter befinden, als Beifahrer, sofern das Fahrzeug mit Notfallsanitäter besetzt ist.
>
> Gleichzeitig stellt die Vorschrift auch die Übergangsregelung dar, wonach bis zum 31. Dezember 2017 die Besetzung durch Rettungsassistenten genügt hat.

Abs. = Absatz, HRDG-DV = Verordnung zur Durchführung des Hessischen Rettungsdienstgesetzes; NotSan-APrV = Ausbildungs- und Prüfungsverordnung für Notfallsanitäterinnen und Notfallsanitäte, NotSanG = Notfallsanitätergesetz, RettAssG = Rettungsassistentengesetz

Die Organisation des Ärztlichen Leiter Rettungsdienst ist in den Rettungsdienstgesetzes nicht genau geregelt. In § 25 Abs. 2 HRDG-DV wird sie nur in Bezug auf die Übergangsfrist von Rettungsassistenten zu Notfallsanitätern erwähnt. Nach dem 31. Dezember 2021 sollen diese eigenständig nach Weisung der ÄLRD erweiterte Versorgungsmaßnahmen durchführen (HRDG-DV, 2014).

Übertragung heilkundlicher und invasiver Eingriffe auf Notfallsanitäter

Die Algorithmen für die Notfallversorgung in Hessen werden vom Hessischen Ministerium für Soziales und Integration herausgegeben (Alexi et al., 2018). Dabei wird bei jedem Algorithmus die Durchführung der Basismaßnahmen nach dem ABCDE-Schema vorausgesetzt. Die einzelnen Algorithmen sind in farblich unterschiedliche Symbole aufgeteilt: Eine Standardmaßnahme ist weiß, eine invasive Maßnahme, welche nur von einem Notfallsanitäter durchgeführt werden darf, ist hell- bzw. dunkelgelb. Bei einem roten Symbol handelt es sich um eine Maßnahme, welche ausschließlich von einem Notarzt durchgeführt werden darf.

Beispielsweise dürfen nach dem Algorithmus K5 folgende Maßnahmen ergriffen werden, wenn eine akute obstruktive Atemwegserkrankung bei Erwachsenen oder Kindern über 12 Jahren vorliegt (Alexi et al., 2018). Im ersten Schritt werden die Basismaßnahmen nach ABCDE – üblicherweise von einem Rettungssanitäter – durchgeführt. Falls dies nicht zum Erfolg führt, darf nur der Notfallsanitäter weiterhandeln. Zunächst soll er einen venösen Zugang legen und Salbutamol-Fertiginhalat verabreichen. Falls dadurch keine ausreichende Besserung eintritt, soll Ipratropiumbromid-Fertiginhalat, ggf. Prednisolon, verabreicht werden. Wenn die Symptome immer noch nicht nachlassen, so muss spätestens jetzt ein Notarzt hinzugezogen werden (Alexi et al., 2018).

5.1.8 Mecklenburg-Vorpommern

Vorgaben zur Qualifikation

Am 9. Februar 2015 wurde das Rettungsdienstgesetz in Mecklenburg-Vorpommern (RDG M-V, 2015) geändert und damit das Berufsbild der Notfallsanitäterinnen und Notfallsanitäter untergebracht.

Für den Einsatz von Rettungsassistentinnen und Rettungsassistenten als Beifahrer auf Rettungswagen sieht das Gesetz eine Übergangsfrist von 10 Jahren ab Inkrafttreten vor. Ausdrücklich gestattet es ihr Tätigwerden über die Frist hinaus als Disponent in einer Leitstelle oder als Fahrer eines NEFs. Weitere wesentliche Vorschriften sind in Tabelle 10 zusammengefasst.

Tabelle 10:   Landesrecht in Mecklenburg-Vorpommern

§ 4 Abs. 2 RDG M-V

Bestimmt wird, dass Krankenkraftwagen, die in der Notfallrettung eingesetzt werden (Rettungswagen), im Einsatz mit zwei Personen besetzt werden müssen, von denen mindestens eine die Erlaubnis nach § 1 RettAssG oder eine Erlaubnis nach § 1 NotSanG besitzt. Die zweite Person muss mindestens eine Ausbildung zum Rettungsassistenten erfolgreich abgeschlossen haben oder sich in der Ausbildung zum Notfallsanitäter befinden.

Notarzteinsatzfahrzeuge müssen mit einem Rettungsassistenten oder einem Notfallsanitäter und einem Notarzt besetzt sein.

§ 4 Abs. 3 RDG M-V

Krankenkraftwagen im Intensivtransport müssen mit zwei Rettungsassistenten oder einer Rettungsassistentin oder einem Rettungsassistenten und einem Gesundheits- und Krankenpfleger besetzt sein. Der Rettungsassistent kann auch durch einen Notfallsanitäter ersetzt werden.

§ 4 Abs. 5 RDG M-V

Rettungstransporthubschrauber müssen neben dem fliegerischen Personal mit einem Rettungsassistenten oder einem Notfallsanitäter besetzt sein.

§ 4 Abs. 6 RDG M-V

Hubschrauber für den Intensivtransport müssen neben dem fliegerischen Personal mit einem Rettungsassistenten besetzt sein. Statt dem Rettungsassistenten kann auch ein Notfallsanitäter eingesetzt werden.

§10 Abs. 2 RDG M-V

Für jede Rettungsleitstelle ist ein Ärztlicher Leiter Rettungsdienst zu bestellen. Auch hier hat er unter anderem die Aufgabe, den Rettungsdienst und somit auch die Notfallsanitäter zu leiten und zu überwachen.

§ 33 Abs. 4 RDG M-V

Für den Einsatz von Rettungsassistenten sieht die Norm eine Frist von 10 Jahren vor, soweit sie Beifahrer auf Rettungswagen eingesetzt werden sollen. Einsatzoptionen als Fahrer eines NEF oder als Leitstellendisponent bleiben für den Personenkreis über die 10-Jahresfrist hinaus erhalten.

Abs. = Absatz, NEF = Notarzteinsatzfahrzeug, NotSanG = Notfallsanitätergesetz, RDG M-V = Rettungsdienstgesetz Mecklenburg-Vorpommern, RettAssG = Rettungsassistentengesetz

Ein ÄLRD ist für den Versorgungsbereich jeder Rettungsleistelle zu bestellen und soll die fachliche Anleitung und Kontrolle, Dokumentationen und die medizinische Koordination im Bereich der Rettungsleitstelle übernehmen. Er erteilt dem im Einsatz mitwirkenden Personal des Rettungsdienstes in medizinischen Fragen Weisungen. Er muss des Weiteren über die Qualifikation Ärztlicher Leiter Rettungsdienst der Ärztekammer Mecklenburg-Vorpommern oder eine vergleichbare Qualifikation verfügen und aktiv an der Notfallrettung teilnehmen (RDG M-V, 2015).

Übertragung heilkundlicher und invasiver Eingriffe auf Notfallsanitäter

Die Landesverbände der Ärztlichen Leitungen Rettungsdienst Mecklenburg-Vorpommern, Nordrhein-Westfalen, Sachsen und Sachsen-Anhalt haben gemeinsam standardisierte Behandlungspfade und Arbeitsanweisungen für den Rettungsdienst ausgearbeitet (Afflerbach et al., 2017). Beispielhaft wird die Vorgehensweise „Invasive Maßnahmen Nr. 2 intraossärer Zugang" dargestellt. Diese ist nur bei Herz-Kreislauf-Stillstand in einer lebensbedrohlichen Situation indiziert, in der ein parenteraler Zugang zwingend erforderlich ist und ein peripherer i.v.-Zugang nicht möglich ist. Zunächst muss festgestellt werden, ob eine Kontraindikation z. B. in Form einer Infektion, massiver Weichteilschäden an der Punktionsstelle, einer Fraktur der betreffenden Tibia oder eines vorherigen Punktionsversuchs am selben Knochen besteht. Liegt eine Kontraindikation vor, muss vom Notfallsanitäter anhand des Notarztindikationskatalogs geprüft werden, ob ein Notarzt hinzugerufen werden muss. Wenn dies nicht notwendig ist, sollen die Notfallsanitäter den Patienten aufklären. Bei Vorliegen des geäußerten oder mutmaßlichen Patientenwillens darf nun die invasive Maßnahme durch den Notfallsanitäter durchgeführt werden. Er muss einen geeigneten Punktionsort aussuchen und sicher eine Kanüle platzieren. Anschließend soll er den Erfolg prüfen und den Verlauf weiterhin kontrollieren (Afflerbach et al., 2017).

5.1.9 Niedersachsen

Vorgaben zur Qualifikation

In Niedersachsen wird dem Berufsbild Notfallsanitäter im Niedersächsischen Rettungsdienstgesetz Rechnung getragen (NRettDG, 2007).

Die Übergangsfrist zum Einsatz von Rettungsassistenten endet in Niedersachsen am 31.12.2022. Der Gesetzgeber fordert, auf Rettungswagen in der Regel mindestens einen Notfallsanitäter einzusetzen. Durch Formulierungen wie „in der Regel" oder auch durch die Festlegung, dass auf dem Rettungsmittel mindestens eine Person über diese Qualifikation verfügen soll (und nicht stets der patientenbegleitende Beifahrer) (NRettDG, 2007), handelt es sich um eine höchst schwache Verpflichtung zum Einsatz von Notfallsanitätern im Rahmen der Notfallrettung (vgl. Tabelle 11).

Tabelle 11:   **Landesrecht in Niedersachsen**

§ 10 Abs. 2 NRettDG
Es wird festgelegt, dass Krankenkraftwagen im Einsatz in der Regel mit mindestens zwei Personen zu besetzen sind. Bei einer Notfallrettung ist im Rettungswagen in der Regel mindestens eine Person einzusetzen, die zum Führen der Berufsbezeichnung „Notfallsanitäter" berechtigt ist.

> § 10 Abs. 2 NRettDG
>
> stellt die Übergangsregelung dar. Danach kann bis zum 31.12.2022 anstelle des Notfallsanitäters eine Person eingesetzt werden, die zum Führen der Berufsbezeichnung Rettungsassistent befugt ist. Ausnahmen werden danach weiterhin möglich sein.

> § 10 Abs. 3 NRettDG
>
> Hier wird auf die Ärztliche Leitung Rettungsdienst hingewiesen, welche den Rettungsdienst in medizinischen Fragen sowie in Angelegenheiten des Qualitätsmanagements leitet. Der Ärztliche Leiter ist auch für die Aus- und Fortbildung des im Rettungsdienst eingesetzten nichtärztlichen Personals verantwortlich.

Abs. = Absatz, NRettDG = Niedersächsisches Rettungsdienstgesetz

Der Ärztliche Leiter Rettungsdienst übernimmt in medizinischen Fragen sowie in Angelegenheiten des Qualitätsmanagements des Rettungsdienstes eines kommunalen Trägers die Leitung. Er ist auch für die Aus- und Fortbildung des im Rettungsdienst eingesetzten nichtärztlichen Personals verantwortlich. Mehrere kommunale Träger können gemeinsam einen ÄLRD bestellen (NRettDG, 2007).

Übertragung heilkundlicher und invasiver Eingriffe auf Notfallsanitäter

Zur Übertragung heilkundlicher und invasiver Eingriffe wurden vom Ärztlichen Leiter Rettungsdienst sogenannte NUN-Algorithmen einheitlich für Niedersachsen und Bremen geschaffen (LV ÄLRD Niedersachsen/Bremen, 2017). Alle Empfehlungen basieren auf dem Algorithmus „Ersteindruck/Erstuntersuchung ABCDE-Schema". Folgende Empfehlungen werden beispielsweise für Notfallsanitäter im Falle einer Sepsis vorgeschrieben.

Zunächst soll der Notfallsanitäter die ABCDE-Prioritäten prüfen und Basismaßnahmen ergreifen. Anschließend soll er feststellen, ob die sogenannten SIRS-

Kriterien (Fieber, Tachypnoe, Tachykardie) vorliegen. Bei Organfunktionsstörungen oder einem Schock soll der Notfallsanitäter vor Übergabe an den Notarzt als invasive Maßnahme die Volumenauffüllung durch intravenöse Verabreichung von Flüssigkeitsboli 20 ml/kgKG (Richtdosis für Erwachsene 1500-2000 ml) durchführen. Liegt keine Organfunktionsstörung oder kein Schock vor, soll der Notfallsanitäter den Patienten direkt in die notärztliche Weiterversorgung übergeben (LV ÄLRD Niedersachsen/Bremen, 2017).

5.1.10 Nordrhein-Westfalen

Vorgaben zur Qualifikation

Das Berufsbild des Notfallsanitäters ist auf der Basis des nordrhein-westfälischen Rettungsdienstgesetzes (RettG NRW, 1992) in der Ausbildungs- und Prüfungsverordnung für Rettungssanitäter sowie Rettungshelfer vom 04.12.2017 (RettAPO, 2017) verankert.

In NRW ist für die Notfallrettung entweder ein Rettungsassistent oder ein Notfallsanitäter einzusetzen. Die gesetzliche Übergangsfrist endet am 01. Januar 2027. Damit ist sie ungewöhnlich lang.

Wesentliche Vorschriften sind in Tabelle 12 zu finden.

Tabelle 12:   Landesrecht in Nordrhein-Westfalen.

§ 4 Abs. 3 RettG NRW
Im Krankentransport ist mindestens ein Rettungssanitäter und für die Notfallrettung mindestens ein Rettungsassistent bzw. ein Notfallsanitäter zur Betreuung und Versorgung der Patienten einzusetzen.

> § 4 Abs. 4 Nr. 3 RettG NRW
>
> Krankenkraftwagen sind im Einsatz mit mindestens zwei fachlich geeigneten Personen zu besetzen. Als Fahrer fachlich geeignet für die Führung eines Notarzt-Einsatzfahrzeuges ist, wer die Berufsbezeichnung Rettungsassistent beziehungsweise Notfallsanitäter führen darf.

> § 4 Abs. 7 RettG NRW
>
> Zum 01. Januar 2027 wird die Funktion des Rettungsassistenten durch den Notfallsanitäter ersetzt.

Abs. = Absatz, RettG NRW = Rettungsdienstgesetz Nordrhein-Westfalen

In Nordrhein-Westfalen liegen bisher keine Regelungen zur Organisation der ÄLRD in den Rettungsdienstgesetzen vor.

Übertragung heilkundlicher und invasiver Eingriffe auf Notfallsanitäter

In Nordrhein-Westfalen sind die einzelnen Algorithmen für Notfallsanitäter (Afflerbach et al., 2017) in verschiedenfarbige Symbole eingeteilt. Ein weißes Symbol steht für eine Standardmaßnahme, welche von jedem Notfallsanitäter beherrscht werden muss. Ein gelbes Symbol steht für eine invasive Maßnahme, die für einen Notfallsanitäter üblich ist und ebenso beherrscht werden sollte. Sonstige invasive Maßnahmen sind rot, dürfen nur von Notärzten durchgeführt werden, sollen jedoch von Notfallsanitätern verstanden werden.

Beispielsweise sollen laut Behandlungspfad „Anaphylaxie" folgende Maßnahmen bei einer anaphylaktischen Reaktion ergriffen werden. Nach Durchführung der Basismaßnahmen und der bedarfsgerechten Sauerstoffgabe muss festgestellt werden, ob es sich um ein A-, B-, oder C-Problem handelt. Bei einem Atemwegsproblem soll der Notfallsanitäter Epinephrin inhalativ verabreichen, bei einem Schock Epinephrin intramuskulär injizieren sowie einen i.v.-Zugang legen und eine Vollelektrolytlösung infundieren. Tritt auch durch die anschließende intravenöse Injektion von Prednisolon und einem H1- Blocker durch den Notfallsanitäter keine Besserung ein, dürfen weitere Maßnahmen nur von Notärzten ergriffen werden (Afflerbach et al., 2017).

5.1.11 Rheinland-Pfalz

Vorgaben zur Qualifikation

In Rheinland-Pfalz wurde das Rettungsdienstgesetz seit Einführung des NotSanG nicht geändert und das Berufsbild des Notfallsanitäters ist im Landesrettungsdienstgesetz Rheinland-Pfalz (RettDG RP, 1991) noch nicht verankert. Nach geltendem Recht sind in Rheinland-Pfalz auf Krankentransportwagen lediglich zwei fachlich geeignete Personen einzusetzen (RettDG RP, 1991). Der Fahrer muss mindestens Rettungshelfer sein, der Beifahrer i. d. R. über die Qualifikation Rettungsassistent verfügen, mindestens aber Rettungssanitäter sein. Als Besatzung auf allen anderen Fahrzeugen des Rettungsdienstes, die regelmäßig bei medizinischen Notfällen zum Einsatz kommen, wird als Fahrer- und Beifahrerqualifikation der Abschluss Rettungsassistent gefordert (RettDG RP, 1991).

Rheinland-Pfalz setzt bei der Notfallsanitäterausbildung auf ein einheitliches, nach wissenschaftlichen Kriterien erarbeitetes Curriculum. Dieses wurde gemeinsam mit dem Landesministerium für Soziales, Arbeit, Gesundheit und Demografie, dem Ministerium des Innern und für Sport, den Rettungsdienstschulen, den Landesverbänden der Hilfsorganisationen, den Ärztlichen Leitern Rettungsdienst und den Gewerkschaften in Zusammenarbeit mit einer Hochschule erarbeitet. Weitere Informationen zu der Notfallsanitäter-Ausbildung erhält man bei den in Rheinland-Pfalz staatlich anerkannten Berufsfachschulen für Notfallsanitäter.

(Ministerium des Innern und für Sport, 2019).

Von der Gewerkschaft Ver.Di des Landesbezirkes Rheinland-Pfalz-Saarland zum Gesetz zur Änderung des saarländischen Rettungsdienstes wurde jedoch der Vorschlag gemacht, dass alle Notfallrettungsmittel, Notarzteinsatzfahrzeuge

(NEF) und Rettungswagen (RTW) ausschließlich durch Rettungsassistenten bzw. Notfallsanitäter besetzt werden sollten (Ver.Di, 2018b).

Das rheinland-pfälzische Ministerium des Innern und für Sport hat sich mit den Landesverbänden der Kostenträger auf insgesamt fünf hauptberufliche ÄLRD für Rheinland-Pfalz geeinigt. Voraussetzungen dafür sind, dass die ÄLRD Inhaber der Zusatzbezeichnung Notfallmedizin sind und über eine Qualifikation als Leitende Notärztin oder Leitender Notarzt verfügen (LRettDP, 2014). Eine genauere Regelung über die Organisation ist im Rettungsdienstgesetz Rheinland-Pfalz bisher nicht verankert.

Übertragung heilkundlicher und invasiver Eingriffe auf Notfallsanitäter

Die Standardarbeitsanweisungen „SOP" (Standard Operating Procedures) für alle Rettungsassistenten werden vom ÄLRD Rheinland-Pfalz herausgegeben (ÄLRD-RLP, 2011). Liegt beispielsweise bei einem Erwachsenen eine Anaphylaxie vor, so sollen folgende Maßnahmen ergriffen werden: Zunächst soll ein Überblick nach dem ABCDE-Schema gewonnen werden. Liegt der typische Befund der Anaphylaxie vor, so soll der Notarzt benachrichtigt werden. Der Rettungsassistent bzw. der Notfallsanitäter sollen allgemeine Maßnahmen wie Patientenberuhigung, ggf. Oberkörperhochlagerung und Sauerstoffgabe ergreifen. Fehlt der typische Anaphylaxiebefund, soll ein Monitoring (EKG, Blutdruckmessung, Pulsoxymetrie) erfolgen und ein i.v. Zugang gelegt werden. Bei einer Anaphylaxie in Stadium 1 darf der Notfallsanitäter Prednisolon i.v. verabreichen und ggf. Adrenalin unverdünnt vernebeln; dabei soll der Patient engmaschig überwacht werden. Im Stadium 2 darf der Notfallsanitäter invasive Maßnahmen in Form weiterer Adrenalin-Injektionen und der Infusion von einer Vollelektrolytlösung ergreifen. Liegt eine Anaphlaxie in Stadium 3 vor und droht ein Herz-Kreislaufstillstand, so darf nur noch der Notarzt weiterhandeln (ÄLRD-RLP, 2011).

5.1.12 Saarland

Vorgaben zur Qualifikation

Im Saarland findet der Beruf des Notfallsanitäters derzeit noch keine Berücksichtigung. Im saarländischen Rettungsdienstgesetz wird der Beruf nicht erwähnt (SRettG, 1994).

Die Vorschriften zur geforderten Qualifikation des Rettungsfachpersonals finden sich in § 4 SRettG: Danach wird auch im Saarland zwischen den Einsatzarten Fahrer und Beifahrer auf einem KTW unterschieden. Der Fahrer eines im Rettungsdienst eingesetzten KTW benötigt lediglich der Abschluss einer Sanitätsausbildung – eine Qualifikationsstufe weit unterhalb der des Rettungssanitäters. Als Beifahrer zur Patientenbetreuung ist auf einem KTW die geforderte Mindestqualifikation die des Rettungssanitäters. Das SRettG erwähnt zwar den Krankentransport i. S. des KTWs, nicht jedoch den RTW und die Qualifikation seiner Besatzung. Für die sonstigen Positionen der nicht als Notarzt qualifizierten Funktionsträger werden Rettungsassistenten vorgeschrieben.

Der ÄLRD wird im Saarland auf Vorschlag des Ministeriums für Inneres, Kultur und Europa durch den Zweckverband für Rettungsdienst und Feuerwehralarmierung bestellt. Laut §21a SRettG muss er über die Zusatzbezeichnung Notfallmedizin verfügen und hat die Aufgabe, die Qualitätssicherung im medizinischen Bereich des Rettungsdienstes sicherzustellen. Der ÄLRD soll insbesondere den Zweckverband für Rettungsdienst und Feuerwehralarmierung bei allen medizinischen Fragen und Entscheidungen über Zahl, Standort und Ausstattung fachlich beraten und unterstützen. Des Weiteren muss er Empfehlungen für nichtärztliches Personal erarbeiten und gewonnene Erkenntnisse gezielt an Ausbildungsstätten weitergeben und jährlich einen Bericht über die Qualitätssicherung im Rettungsdienst erstellen.

Übertragung heilkundlicher und invasiver Eingriffe auf Notfallsanitäter

Die Vorgaben für die invasiven Maßnahmen der Notfallsanitäter nach § 4 Abs. 2 2c) NotSanG werden im Saarland vom Zweckverband für Rettungsdienst und

Feuerwehralamierung festgelegt (ZFR Saar, 2016). Dort beschäftigt sich die Verfahrensanweisung (VAW) in den Kapiteln 4-7 mit den Maßnahmen des Notfallsanitäters. In den Verfahrensanweisungen wird darauf hingewiesen, dass sich die VAW bis zur Einführung des NotSanG aus juristischen Gründen an der Vorgabe der Bundesärztekammer zur Ausübung der Notkompetenz durch Rettungsassistenten orientiert hat, die seit dem Jahr 2004 nicht aktualisiert wurde. Zur Vereinheitlichung der Aus- und Fortbildung wurde im Saarland auch die Vorgehensweise für Rettungsassistenten an die Vorgaben für die Notfallsanitäter angepasst. Die Medikamentengabe durch Notfallsanitäter richtet sich dabei analog zu den Notärzten nach den jeweils aktuellen Vorgaben der medizinischen Fachgesellschaften (ZFR Saar, 2016).

Liegt beispielsweise eine anaphylaktische Reaktion vor, sollen Rettungsassistenten bzw. Notfallsanitäter zunächst prüfen, ob ein ABC-Problem vorliegt und notärztliche Unterstützung anfordern. Liegt ein lebensbedrohliches Atemwegs-Belüftungs- oder Zirkulationsproblem vor, darf nun der Rettungsassistent im Rahmen seiner Notkompetenz ausschließlich intramuskulär Adrenalin injizieren. In der gleichen zeitkritischen Situation darf der Notfallsanitäter intravenös Adrenalin verabreichen (ZFR Saar, 2016).

5.1.13 Sachsen

Vorgaben zur Qualifikation

Im Freistaat Sachsen ist der Rettungsdienst im Sächsischen Gesetz über den Brandschutz, Rettungsdienst und Katastrophenschutz (SächsBRKG, 2004) vom Juni 2004 und in der Sächsischen Landesrettungsdienstplanverordnung (SächsLRettDPVO, 2006) vom 5. Dezember 2006 geregelt.

Um dem durch das NotSanG geschaffenen Berufsbild des Notfallsanitäters bzw. der Notfallsanitäterin Rechnung zu tragen, wurde mit der am 31. Januar 2015 in Kraft getretenen „Fünften Verordnung des Staatsministeriums des Innern zur Änderung der SächsLRettDPVO" vom 18. Dezember 2014 die fachliche Anforderung an das Personal bei der Besetzung der Rettungsmittel entsprechend in folgenden Vorschriften angepasst (Tabelle 13).

Tabelle 13:   **Landesrecht in Sachsen**

§ 7 Abs. 2 Nr. 1 SächsLRettDPVO
Rettungswagen und der Notfallkrankenwagen sind mit mindestens einem Rettungssanitäter und einem Notfallsanitäter, der die Patienten betreut, zu besetzen.
§ 7 Abs. 2 Nr. 2 SächsLRettDPVO
Der Notarztwagen ist mit einem Notarzt, einem Notfallsanitäter und einem Rettungssanitäter zu besetzen.
§ 7 Abs. 2 Nr. 3 SächsLRettDPVO
Das Notarzteinsatzfahrzeug ist mit einem Notarzt und einem Notfallsanitäter oder einem Rettungsassistenten zu besetzen.
§ 7 Abs. 2 Nr. 5 SächsLRettDPVO
Rettungshubschrauber sind mit einem Notarzt, einem Notfallsanitäter oder einem Rettungsassistenten und einem Piloten zu besetzen.
§ 7 Abs. 2 Nr. 6 SächsLRettDPVO
Der Intensivtransportwagen ist mit einem Arzt nach der Empfehlung der Bundesvereinigung der Arbeitsgemeinschaft der Notärzte Deutschlands (BAND e.V.) und einem Notfallsanitäter zu besetzen.
§ 23 Abs. 1 SächsLRettDPVO
stellt die Übergangsregelung dar, nach der bis zum 31. Dezember 2023 Rettungsassistenten anstelle von Notfallsanitätern eingesetzt werden können.

Abs. = Absatz, Nr. = Nummer, SächsLRettDPVO = Sächsische Landesrettungsdienstplanverordnung

Die Organisation der ÄLRD ist nicht in den Rettungsdienstgesetzen des Landes geregelt.

Übertragung heilkundlicher und invasiver Eingriffe auf Notfallsanitäter

Die Landesverbände ÄLRD in Mecklenburg-Vorpommern, Nordrhein-Westfalen, Sachsen, Sachsen-Anhalt haben Arbeitsanweisungen für die Notfallsanitäter in Form von Algorithmen erstellt (Afflerbach et al., 2017). Hier gehört beispielsweise das Anlegen einer supraglottischen Atemhilfe bei Patienten mit Herz-Kreislauf-Stillstand, Ateminsuffizienz mit Bewusstlosigkeit und fehlenden Schutzreflexen zu den Aufgaben des Notfallsanitäters. Vor dem Anlegen der supraglottischen Atemhilfe sollen die Notfallsanitäter zunächst die erhaltenen Schutzreflexe prüfen. Ist gemäß Notarztindikationskatalog kein Hinzuziehen eines Notarztes erforderlich, so soll der Patient zunächst aufgeklärt werden. Liegt eine geäußerte oder mutmaßliche Einwilligung vor, so sollen die Notfallsanitäter die invasive Maßnahme durchführen, indem sie einen Beatmungstubus einführen. Anschließend soll der Erfolg überprüft und der Verlauf kontrolliert werden (Afflerbach et al., 2017)

5.1.14 Sachsen-Anhalt

Vorgaben zur Qualifikation

In Sachsen-Anhalt wurde das Berufsbild des Notfallsanitäters im Rettungsdienstgesetz des Landes Sachsen-Anhalt (RettGD LSA, 2012) vom 18. Dezember 2012 verankert. Dem NotSanG wird in folgenden Vorschriften Rechnung getragen (Tabelle 14).

In § 29 des RettGD LSA wird auch auf die Luftrettung eingegangen. Demnach muss neben dem Notarzt auch ein Notfallsanitäter mit einer sogenannten HEMS-Qualifikation (Helicopter Emergency Medical Services) mitfliegen. Ein HEMS-Crew-Member ist ein in der Luftrettung tätiges Mitglied des Rettungsdienstpersonals, d. h. in Deutschland ein Rettungsassistent oder Notfallsanitäter mit einer

Zusatzausbildung. Das HEMS-Crew-Member bildet zusammen mit Piloten die eigentliche „Flight Crew" (fliegerische Besatzung), der Notarzt ist in diesem Zusammenhang lediglich „Medical Passenger" (medizinischer Passagier), da er keine Aufgaben und Ausbildung im Bereich des Flugbetriebes des Hubschraubers hat. Zusammen bilden die Flight Crew und der Medical Passenger die Besatzung eines Rettungshubschraubers (HEMS Academy, 2018).

Tabelle 14:   Landesrecht in Sachsen-Anhalt

§ 2 Abs. 7 RettDG LSA
Es wird bestimmt, dass qualifiziertes medizinisches Personal Notärzte, Notfallsanitäter und Rettungssanitäter sind.
§ 18 Abs. 2 RettDG LSA
Für die Notfallrettung und für die qualifizierte Patientenbeförderung eingesetzte Rettungstransportwagen, Intensivtransportwagen und Krankentransportwagen sind im Einsatz mit mindestens zwei Personen zu besetzen, von denen eine Erlaubnis zur Führung der Berufsbezeichnung Notfallsanitäter nach dem Notfallsanitätergesetz oder eine gleichwertige Qualifikation besitzen muss, während die zweite Person die Ausbildung zum Rettungssanitäter abgeschlossen haben muss.
§ 29 RettDG LSA
Im Luftrettungsdienst eingesetzte Luftrettungsmittel sind grundsätzlich mit einem Notarzt und mit einer Person zu besetzen, die die Erlaubnis zur Führung der Berufsbezeichnung Notfallsanitäter und eine Qualifikation als „Helicopter Emergency Medical Services-Crew-Member" besitzt.

Abs. = Absatz, RettDG LSA = Rettungsdienstgesetz des Landes Sachsen-Anhalt

Auch in den Rettungsdienstgesetzes des Landes Sachsen-Anhalt gibt es bisher keine Regelung zur Organisation des ÄLRD.

Übertragung heilkundlicher und invasiver Eingriffe auf Notfallsanitäter

In Sachsen-Anhalt finden die Behandlungspfade und Standardarbeitsanweisungen im Rettungsdienst der Landesverbände der ärztlichen Leitungen Rettungsdienst Mecklenburg-Vorpommern, Nordrhein-Westfalen, Sachsen und Sachsen-Anhalt ebenfalls Anwendung. (Afflerbach et al., 2017)

Beispielhaft werden die invasiven Maßnahmen bei Verschlucken eines Fremdkörpers geschildert. Zunächst soll anhand des Notarztindikationskatalogs festgestellt werden, ob das Hinzuziehen eines Notarztes erforderlich ist. Falls nicht, soll der Patient aufgeklärt werden. Bei Vorliegen einer geäußerten bzw. mutmaßlichen Einwilligung darf zur invasiven Maßnahme übergegangen werden. Es soll das Laryngoskop eingeführt werden und der Fremdkörper mit der Magillzange entfernt werden. Anschließend erfolgt eine Erfolgsprüfung und eine Verlaufskontrolle (Afflerbach et al., 2017).

5.1.15 Schleswig-Holstein

Vorgaben zur Qualifikation

Für die Umsetzung des NotSanG wurde in Schleswig-Holstein das Schleswig-Holsteinische Rettungsdienstgesetz (SHRDG, 2017) vom 28. März 2017 beschlossen, welches am 29. März 2017 in Kraft getreten ist.
Relevante Vorschriften zum Einsatz von Notfallsanitätern sind in der Tabelle 15 zusammengestellt.

Tabelle 15:   Landesrecht in Schleswig-Holstein

§ 15 Abs. 1 SHRDG

Das Notarzteinsatzfahrzeug ist mit einem Notarzt und einem Notfallsanitäter zu besetzen.

§ 15 Abs. 2 SHRDG

Rettungswagen und Mehrzweckfahrzeuge sind mit zwei Personen zu besetzen, von denen einer Notfallsanitäter und die andere mindestens Rettungssanitäter mit Einsatzerfahrung ist. Anstelle des Rettungssanitäters kann auch ein Auszubildender zum Notfallsanitäter eingesetzt werden, der die ersten 18 Monate Ausbildung in Vollzeitform bereits abgeschlossen hat.

§ 15 Abs. 4 SHRDG

Intensivtransportwagen sind mit einem Arzt und einem Notfallsanitäter zu besetzen, wobei der Notfallsanitäter zusätzlich für Intensivtransporte qualifiziert werden muss.

§ 15 Abs. 6 SHRDG

Rettungshubschrauber sind einem Notarzt und einem Notfallsanitäter zu besetzen.

§ 34 Abs. 2 SHRDG

Bis zum 31. Dezember 2023 können Rettungsassistenten die Aufgaben der Notfallsanitäter erfüllen.

Abs. = Absatz, SHRDG = Schleswig-Holsteinisches Rettungsdienstgesetz

Ein ÄLRD soll laut § 11 Abs. 1 SHRDG vom Rettungsdienstträger oder von mehreren Rettungsdienstträgern gemeinsam bestellt werden. Es wird festgelegt, dass die Aufgaben nach § 4 Abs. 2 Nr. 2 NotSanG zu den Aufgaben der ÄLRD oder anderer entsprechend verantwortlicher Ärztinnen und Ärzte gehört. Eine genaue Regelung über den ÄLRD in Schleswig-Holstein ist nicht in den Landesrettungsdienstgesetzen verankert.

Übertragung heilkundlicher und invasiver Eingriffe auf Notfallsanitäter

Gemäß §12 Abs. 2 der Landesverordnung zur Durchführung des SHRDG (SHRDG-DVO, 2018) wurden von den Trägern des Rettungsdienstes in Schleswig-Holstein Algorithmen für den Rettungsdienst herausgegeben. Die Behand-

lungsleitlinien und -empfehlungen gelten auch als Grundlage für Lehr- und Prü-
fungsinhalte für die Ausbildung von Notfallsanitätern und Notfallsanitäterinnen
(UAG der ArGe Ärztlicher Leiter RD, 2018).

Aus den Leitlinien wurde beispielhaft der Algorithmus 7 „Maßnahmen bei bedroh-
licher Tachykardie" herausgegriffen. Zunächst ist es allen Mitarbeitern des Rettungsdienstes (Rettungsassistenten, Rettungssanitäter) gestattet, einem ta-
chykarden Patienten mit Instabilitätszeichen (Synkope/Bewusstseinsstörung,
Hypotension/Schock, Insuffizienzzeichen, Thoraxschmerz/Symptome eines
akuten Koronarsyndroms) hochdosiert Sauerstoff zu verabreichen. Ist eine re-
versible Ursache, eine Sinustachykardie oder der Verdacht auf eine Be-
darfstachykardie feststellbar, erfolgt keine Rhythmustherapie, sondern (nur) der
Notfallsanitäter beginnt mit einer Behandlung der Ursache. Liegt dieser Fall nicht
vor, soll der Rettungsdienstmitarbeiter feststellen, ob eine schwere Vigilanzminderung, d. h. eine Beeinträchtigung des Bewusstseins, der Wachheit und Reak-
tionsbereitschaft, vorliegt. Falls ja, darf nur der Notfallsanitäter eine Notfallkardi-
oversion durchführen und hat dafür drei Versuche. Bei Patienten, bei denen die
Kardioversion erfolglos bleibt oder die keine Vigilanzminderung aufweisen, darf
nur der Notfallsanitäter eine medikamentöse Therapie durchführen, indem er
300 mg Amiodaron intravenös über eine Kurzinfusion verabreicht. Anschließend
darf nur der Notarzt weitere Rhythmustherapien durchführen (UAG der
ArGe Ärztlicher Leiter RD, 2018).

5.1.16 Thüringen

Vorgaben zur Qualifikation

In Thüringen ist das Berufsbild des Notfallsanitäters im Thüringer Rettungsdienstgesetz vom 16. Juli 2008 untergebracht (ThürRettG, 2008) (Tabelle 16).

Tabelle 16:   Landesrecht in Thüringen

§ 14 Abs. 4 ThürRettG
Die zentrale Leitstelle ist rund um die Uhr mit mindestens zwei Personen zu besetzen, von denen mindestens einer die Erlaubnis zur Führung der Berufsbezeichnung Rettungsassistent oder Notfallsanitäter i. S. d. § 1 NotSanG besitzen muss.
§ 16 Abs. 2 ThürRettG
Rettungsfahrzeuge sind im Einsatz mit mindestens zwei geeigneten Personen zu besetzen. Dabei müssen die in der Notfallrettung eingesetzten Rettungsfahrzeuge mit mindestens einem Rettungsassistenten oder einem Notfallsanitäter besetzt sein.
§ 18 Abs. 3 ThürRettG
Soweit bundesrechtlich nichts anderes bestimmt ist, werden die Kosten für die weitere Ausbildung vom Rettungsassistenten zum Notfallsanitäter von Kostenträgern übernommen. Kostenträger ist gem. § 18 Abs. 1 der Aufgabenträger.

Abs. = Absatz, NotSanG = Notfallsanitätergesetz, ThürRettG = Thüringer Rettungsdienstgesetz

Laut § 13 ThürRettG hat der ÄLRD die Organisation und den Ablauf der Notfallrettung nach § 3 Abs. 3 ThürRettG sowie weisungsberechtigt die notfallmedizinische Fortbildung des nichtärztlichen Personals zu überwachen und ist für die standardmäßigen Vorgänge und die Überprüfung ärztlicher Behandlungsmaßnahmen und Medikamentengabe verantwortlich.

Übertragung heilkundlicher und invasiver Eingriffe auf Notfallsanitäter

Die Verfahrensanweisungen für den Thüringer Rettungsdienst werden von der Arbeitsgemeinschaft der in Thüringen tätigen Notärzte (agtn) herausgegeben (agtn, 2018). Beispielsweise muss laut Algorithmus 01 „Intravenöser Zugang" der Rettungsassistent bzw. Notfallsanitäter zunächst prüfen, ob die i.v. Medikamentengabe bzw. die Infusion erforderlich ist. Wenn Kontraindikationen vorliegen, muss ein Notarzt gemäß Indikationskatalog nachgefordert werden. Falls nicht, soll überprüft werden, ob es sinnvolle Alternativen - wie einen internasalen oder intramuskulären Zugang - gibt. Ist keine Alternative sinnvoll, soll der Patient aufgeklärt werden. Bei Vorliegen einer geäußerten oder mutmaßlichen Einwilligung darf der Notfallsanitäter die invasive Maßnahme ergreifen, indem er einen intravenösen Zugang legt. Anschließend soll überprüft werden, ob die Maßnahme erfolgreich war und der Verlauf kontrolliert werden (agtn, 2018).

5.1.17 Vergleich des Berufsbildes des Notfallsanitäters Bayern-Hessen

Um zu verdeutlichen, dass sich das Berufsbild des Notfallsanitäters innerhalb der Bundesländer erheblich unterscheiden kann, werden in der Tabelle 17 beispielhaft relevante gesetzliche Regelungen für Notfallsanitäter in Bayern und Hessen verglichen.

Tabelle 17: **Vergleich des Berufsbildes des Notfallsanitäters in Bayern und Hessen**

	Bayern	**Hessen**
Übergangsregelung: Ersatz der Rettungsassistenten durch Notfallsanitäter	zum 01.01.2024 (Art. 55 Abs.4 Satz 1 BayRDG)	zum 01.01.2018 (§ 25 Abs.3 HRDG-DV)
Ausbildungsziel für Notfallsanitäter	selbstständige Medikamentengabe und Durchführung heilkundlicher Maßnahmen (ÄLRD Bayern, 2018a)	selbstständiges Handeln in der präklinischen Notfallmedizin (Anlage 1 [zu §1 Abs. 1 Nr. 1 NotSan-AprV]

	Bayern	Hessen
Überwachung der Maßnahmen	Ärztlicher Leiter Rettungsdienst (ÄLRD Bayern, 2018a)	Ärztlicher Leiter Rettungsdienst (§ 25 Abs. 2 HRDG-DV)
Maßnahmen in der Praxis	Die Notfallsanitäter sind zuständig für die Ersteinschätzung und initiale Beurteilung der Patienten (ÄLRD Bayern, 2018a). Falls ein lebensgefährlicher Zustand vorliegt oder wesentliche Folgeschäden zu erwarten sind, dürfen sie invasive Maßnahmen ergreifen. Des Weiteren darf der Notfallsanitäter Medikamente der vom ÄLRD vorgegebenen Liste (ÄLRD Bayern, 2018b) an die Patienten verabreichen, die sich in einem lebensgefährlichen Zustand befinden oder bei denen wesentliche Folgeschäden zu erwarten sind. Die konkret festgelegten heilkundlichen Maßnahmen und Medikamentenangaben, die vom ÄLRD an die in Bayern tätigen Notfallsanitäter delegiert werden, sind bayernweit einheitlich gültig (ÄLRD Bayern, 2018a).	Die Notfallsanitäter assistieren zunächst bei der ärztlichen Notfall- und Akutversorgung von Patienten im Notfalleinsatz. Sie führen ärztlich veranlasste Maßnahmen eigenständig durch. Die Notfallsanitäter führen ebenso eigenständig heilkundliche Maßnahmen durch, die vom Ärztlichen Leiter Rettungsdienst überwacht werden (Land Hessen, 2014). Zur Festlegung des Tätigkeitbereiches wurden Algorithmen geschaffen, welche das medizinische Vorgehen der Notfallsanitäterinnen und Notfallsanitäter bei bestimmten Krankheitsbildern festlegen (Alexi et al., 2018).

Abs. = Absatz, ÄLRD = Ärztlicher Leiter Rettungsdienst, Art. = Artikel, BayRDG = Bayerisches Rettungsdienstgesetz, HRDG-DV = Verordnung zur Durchführung des Hessischen Rettungsdienstgesetzes, NotSan-AprV = Ausbildungs- und Prüfungsverordnung für Notfallsanitäterinnen und Notfallsanitäter

5.2 Ergebnisse der Befragungen von nichtärztlichem Rettungsfachpersonal

5.2.1 Auswertung der gesamten Stichprobe von 75 Befragten

5.2.1.1 Soziodemographische Daten

Von den 75 befragten Mitwirkenden an der Fragebogenaktion waren 57 (76,0%) männlich und 18 (24,0%) weiblich (Abbildung 5). Die Teilnehmer waren zwischen 19 und 59 Jahre alt. Das Durchschnittsalter betrug 35 ± 11 Jahre.

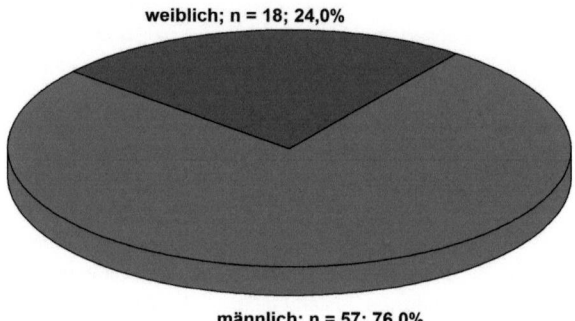

weiblich; n = 18; 24,0%

männlich; n = 57; 76,0%

Abbildung 5: Prozentuale Geschlechterverteilung von 75 befragten Rettungsassistenten, Rettungssanitätern und Notfallsanitätern

n = Anzahl

Es waren 46 Personen (61,3%) ledig, 26 (34,7%) verheiratet und 3 (4,0%) geschieden.

Nur 13 Teilnehmer (17,3%) gaben einen Hauptschulabschluss und alle übrigen Personen mindestens die Mittlere Reife als höchsten erreichten Schulabschluss an. Nahezu die Hälfte der Mitwirkenden hatte entweder die Fachhochschulreife (12%) oder das Abitur (36%) (Tabelle 18). Insgesamt hatten 22 Teilnehmer (29,3%) ein Studium an einer Hochschule aufgenommen und 9 von ihnen

(40,9%) einen Hochschulabschluss erworben. Im Einzelnen handelte es sich um folgende akademische Abschlüsse: Diplom-Pflegewirt, Master of Science Public Health, Master of Science Betriebswirtschaftslehre, Management-Master, Diplom-Kaufmann, Master of Engineering, Bachelor of Science, Bachelor of Arts der Fachrichtung «Soziale Arbeit» und Tierärztin.

Tabelle 18:   **Höchster erreichter Schulabschluss der Teilnehmer (n = 75)**

Schulabschluss	n =	Prozent
Hauptschule	13	17,3
Mittlere Reife	26	34,7
Fachhochschulreife	9	12,0
Abitur	27	36,0

n = Anzahl

Insgesamt machten 43 Teilnehmer Angaben zu ihrer früheren Berufstätigkeit. Mit Ausnahme von Kfz-Mechanikern (n = 3) sowie Maschinenschlossern, Zeitsoldaten, Tischlern und Schlossern (jeweils n = 2) wurden alle übrigen 32 Berufsangaben jeweils nur einmal genannt (Tabelle 19).

Tabelle 19: Angaben zur früheren Berufstätigkeit (n = 43)

Früherer Beruf	n =	Prozent
Kfz-Mechaniker	3	7,0
Maschinenschlosser, Schlosser, Tischler, Zeitsoldat	jeweils 2	jeweils 4,6
Bankkauffrau, Baugeräteführer, Bereiterin, Betriebswirt, Bürokauffrau, Bürokaufmann, Dachdecker, Energieelektroniker, Fachkraft Postdienstleistungen, Feinwerkmechaniker, Fliesenleger, Forstwirt, Fotograf, Gärtner, Gas-Wasser-Installateur, Industriemechaniker, IT-Assistent, IT-Elektroniker, Kauffrau im Gesundheitswesen, Kraftfahrer, Krankenpfleger, Maler, Lackierer, Maschinenbauer, Medizinische Fachangestellte, Metallbauschlosser, Metallflugzeugbauer, Soldat, Spezialhochbau-Facharbeiter, Steinmetz, Zahnmedizinische Fachangestellte, Zerspanungstechniker, Zimmermann	jeweils 1	jeweils 2,3

IT = Information und Telekommunikation, Kfz = Kraftfahrzeug, n = Anzahl

5.2.1.2 Daten zur Tätigkeit im Rettungsdienst

Bei den befragten 75 Personen handelte es sich mehrheitlich um Rettungssanitäter (n = 47; 62,7%); 16 Teilnehmer (21,3%) waren Rettungsassistenten und 12 (16,0 %) Notfallsanitäter (Abbildung 6).

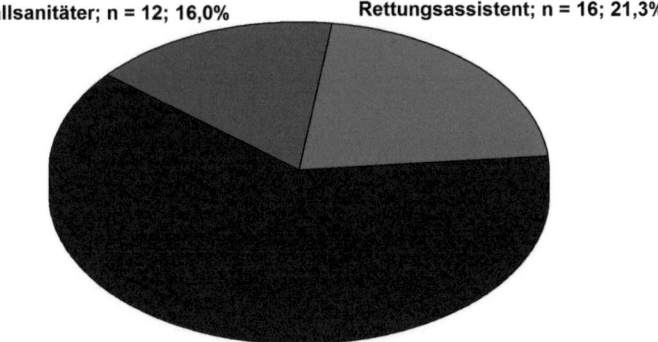

Notfallsanitäter; n = 12; 16,0%   Rettungsassistent; n = 16; 21,3%

Rettungssanitäter; n = 47; 62,7%

Abbildung 6:   Prozentuale Verteilung der einzelnen Berufsgruppen (n = 75)

n = Anzahl

Im Mittel waren die Teilnehmer zum Zeitpunkt der Befragung 12, ± 10 Jahre praktisch im Rettungsdienst tätig; dabei reichte die Spannweite der Angaben von 0 bis 41 Jahre.

Eine ehrenamtliche Tätigkeit im Rettungsdienst gaben 31 von 75 Teilnehmern (41,3%) an; diese Tätigkeit erstreckte sich über durchschnittlich 15 ± 11 Jahre (1-41 Jahre). Weitere 23 Personen (30,7%) waren ehrenamtlich in anderen Organisationen tätig, hiervon am häufigsten bei der Freiwilligen Feuerwehr (n = 15; 20%) (Tabelle 20).

Tabelle 20:   Angaben zur ehrenamtlichen Tätigkeit im Rettungsdienst und anderen Hilfsorganisationen (n = 75)

Organisation	n =	Prozent
Ehrenamt Rettungsdienst	31	41,3
anderes Ehrenamt	23	30,7
Freiwillige Feuerwehr	15	20,0
DRK-Bereitschaft Sanitätsdienst	3	4,0
Bergwacht	2	2,7
Organisatorischer Leiter Rettungsdienst	1	1,3
Deutsche Lebensrettungsgesellschaft	1	1,3
Hausnotrufservice	1	1,3

DRK = Deutsches Rotes Kreuz, n = Anzahl

Nahezu alle Teilnehmer wurden auf Rettungswagen (RTW) eingesetzt (n = 71; 94,7%). Als weitere Einsatzbereiche wurden Notarzteinsatzfahrzeuge (NEF; n = 14; 18,7%), Krankentransportwagen (KTW; n = 5; 6,7%) und Sonstiges (n = 3; 4%) genannt. Zu ihrer Funktion in den Rettungsfahrzeugen gaben 45 Teilnehmer (60,0%) an, als Fahrer und 28 Teilnehmer (37,3%) als Beifahrer beschäftigt zu sein.

Insgesamt übten 21 Befragte (21,3%) weitere Funktionen innerhalb des Rettungsdienstes aus, beispielsweise als Erste Hilfe-Ausbilder oder Praxisanleiter (Tabelle 21).

Tabelle 21: Funktionen innerhalb des Rettungsdienstes (n = 75; Mehrfachnennungen möglich)

Funktion	n =	Prozent
Einsatz im...		
RTW	71	94,7
NEF	14	18,7
KTW	5	6,7
NAW	0	0,0
Sonstiges	3	4,0
Funktion im Rettungsfahrzeug		
Fahrer	45	60,0
Beifahrer	27	36,0
keine Angabe	3	4,0
Andere Funktionen	21	28,0
Erste Hilfe-Ausbilder	8	10,7
Praxisanleiter	4	5,3
Leitstelle	2	2,7
Weitere (je 1x Desinfektor; Bereichsleiter; Zugführer SAN; Einsatzleiter; SAN-Ausbilder; MPG-Beauftragter, SHB)	7	9,3

n = Anzahl, KTW = Krankentransportwagen, MPG = Medizinproduktegesetz, NAW = Notarztwagen, NF = Notarzteinsatzfahrzeug, RTW = Rettungswagen, SAN =Sanitätsdienst, SHB = Steinbeis-Hochschule Berlin

5.2.1.3 Änderungen seit Einführung des NotSanG

Seit Einführung des NotSanG hatte sich die Tätigkeit von 35 Teilnehmern (46,7%) verändert, von den übrigen 40 Teilnehmern (53,3%) nicht.

Die Frage nach der Wahrnehmung durch die Öffentlichkeit seit Einführung des NotSanG beantworteten 74 Befragte. Die überwiegende Mehrheit der 74 Teilnehmer (n = 60; 81,1%) meinte, dass sie seither von der Öffentlichkeit nicht anders wahrgenommen würden als das übrige Rettungsdienstpersonal. Eine eher positive Wahrnehmung im Vergleich zu den Kollegen empfanden 12 Teilnehmer (16,2%) und eine eher negative Wahrnehmung 2 Teilnehmer (2,7%).

5.2.1.4 Fort- und Weiterbildung

Von allen 75 Befragten nahmen 65 (89,0%) regelmäßig an Fortbildungen von mindestens 30 Stunden/Jahr teil. Eine umfangreiche Weiterbildung planten 25 Personen (33,8%)

Befragt nach speziellen Fortbildungsinhalten antworteten 73 Teilnehmer (97,3%), dass sie ein Deeskalationstraining als hilfreich erachteten. Es wünschten sich 37 Personen (49,3%) mehr Fortbildungsthemen im Bereich Arbeitsschutz, 35 Befragte (46,7%) wünschten dies nicht und 2 Teilnehmer (2,7%) äußerten sich hierzu nicht.

Drei Viertel der Teilnehmer (n = 56; 74,7%) empfanden eine Fremdsprachenausbildung als hilfreich, wobei die englische Sprache am häufigsten genannt wurde (n=57, 62,7%), gefolgt von arabisch (n = 10; 13,3%) und türkisch (n = 6; 8,0%). Interesse an einer Sprachschulung in weiteren Sprachen wurden nur vereinzelt geäußert (Abbildung 7).

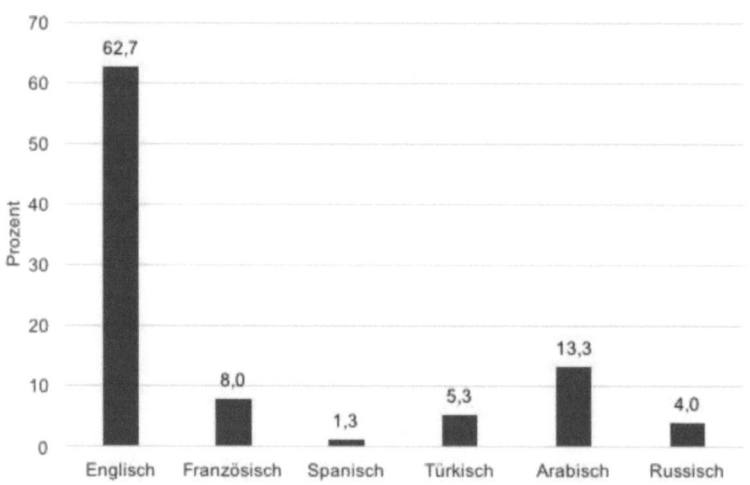

Abbildung 7: Gewünschte Fremdsprachenausbildung in der Gesamtgruppe (n = 75; Mehrfachnennungen möglich) n = Anzahl

5.2.1.5 Soziodemographische Daten

Die Rettungssanitäter waren mit einem durchschnittlichen Alter von 31 ± 9 Jahren deutlich jünger als die Rettungsassistenten mit 42 ± 11 Jahren beziehungsweise die Notfallsanitäter mit 42 ± 8 Jahren (Tabelle 22).

Frauen nahmen bei den Rettungssanitätern einen Anteil von 34,0% ein, bei den Rettungsassistenten dagegen nur von 12,5%, und die Notfallsanitäter waren ausnahmslos männlich (Tabelle 22).

Tabelle 22:   **Geschlechts- und Altersverteilung bei den drei Berufsgruppen (n = 75)**

		Rettungs-sanitäter (n = 47)	Rettungs-assistent (n = 16)	Notfall-sanitäter (n = 12)
Geschlecht				
	männlich	31 (66,0%)	14 (87,5%)	12 (100,0%)
	weiblich	16 (34,0%)	2 (12,5%)	0
Alter (Jahre, MW ± SD)		31 ± 9	42 ± 11	42 ± 8

MW = Mittelwert, n = Anzahl, SD = Standardabweichung

Unter den Rettungssanitätern war der Anteil lediger Personen mit 70,2% am höchsten und er nahm über die Rettungsassistenten (56,3%) bis hin zu den Notfallsanitätern (33,3%) kontinuierlich ab. Gleichsinnig stieg der Anteil Verheirateter von 29,8% auf 58,3% an (Tabelle 23).

Tabelle 23: Angaben zum Familienstand in den drei Berufsgruppen (n = 75)

Familienstand	Rettungs-sanitäter (n = 47)	Rettungs-assistent (n = 16)	Notfall-sanitäter (n = 12)
ledig	33 (70,2%)	9 (56,3%)	4 (33,3%)
verheiratet	14 (29,8%)	5 (31,3%)	7 (58,3%)
geschieden	0	2 (12,5%)	1 (8,3%)

n = Anzahl

Hinsichtlich des höchsten Schulabschlusses hatte bei den Rettungsassistenten und den Notfallsanitätern jeweils der größte Anteil die Mittlere Reife erreicht (43,8% und 66,7%), während bei den Rettungssanitätern das Abitur mit 44,7% dominierte (Tabelle 24). Demzufolge hatten bei den Rettungsassistenten und Notfallsanitätern nur jeweils zwei Teilnehmer studiert und jeweils ein Befragter hatte ein abgeschlossenes Studium – unter den Rettungssanitätern befand sich ein Master of Science Public Health und unter den Notfallsanitätern ein Diplom-Pflegewirt.

In der Gruppe der Rettungssanitäter hatten 7 Teilnehmer (14,9%) ein Studium abgeschlossen; im Einzelnen handelte es sich jeweils um einen MSc BWL, einen Management Master, einen Diplom-Kaufmann, einen Master of Engineering, einen BSc, einen BA Soziale Arbeit und eine Tierärztin.

Tabelle 24: Angaben zum Schulabschluss in den bei den drei Berufsgruppen (n = 75)

Schulabschluss	Rettungs-sanitäter (n = 47)	Rettungs-assistent (n = 16)	Notfall-sanitäter (n = 12)
Hauptschule	8 (17,0%)	4 (25,0%)	1 (8,3%)
Mittlere Reife	11 (23,4%)	7 (43,8%)	8 (66,7%)
Fachhochschulreife	7 (14,9%)	2 (12,5%)	0

Abitur	21 (44,7%)	3 (18,8%)	3 (25,0%)
Studium	18 (38,3%)	2 (14,3%)	2 (16,7%)
davon mit Abschluss	7 (14,9%)	1 (6,3%)	1 (8,3%)

n = Anzahl

5.2.1.6 Daten zur Tätigkeit im Rettungsdienst

Rettungsassistenten und Notfallsanitäter waren zum Zeitpunkt der Befragung seit durchschnittlich 19 Jahren praktisch im Rettungsdienst tätig und jeweils die Hälfte der Teilnehmer übte etwa gleich lang eine Tätigkeit im Rettungsdienst ehrenamtlich aus (Tabelle 25).

Die Rettungssanitäter hatten mit durchschnittlich 8 ± 7 Jahren die kürzeste Berufserfahrung; allerdings waren 17 Rettungssanitäter bereits deutlich länger (11 ± 9 Jahre) ehrenamtlich im Rettungsdienst tätig. Andere ehrenamtliche Tätigkeiten in Hilfsorganisationen außer dem Rettungsdienst wurden ebenfalls von zahlreichen Teilnehmern aller drei Berufsgruppen wahrgenommen (Tabelle 26); hier war der Einsatz bei der Freiwilligen Feuerwehr besonders häufig.

Tabelle 25: **Dauer der Praxis im Rettungsdienst und der ehrenamtlichen Tätigkeit im Rettungsdienst bei den drei Berufsgruppen (n = 75)**

	Rettungs-sanitäter		Rettungs-assistent		Notfall-sanitäter	
	n	MW ± SD	n	MW ± SD	n	MW ± SD
Praxis im Rettungs-dienst (Jahre)	47	8 ± 7	16	19 ± 12	12	20 ± 8
Ehrenamt im Rettungs-dienst (Jahre)	17	11 ± 9	8	20 ± 14	6	20 ± 9

MW = Mittelwert, n = Anzahl, SD = Standardabweichung

Tabelle 26: Angaben zur ehrenamtlichen Tätigkeit im Rettungsdienst und anderen Hilfsorganisationen bei den drei Berufsgruppen (n = 75) – Mehrfachnennungen möglich

Organisation	Rettungs-sanitäter (n = 47)	Rettungs-assistent (n = 16)	Notfall-sanitäter (n = 12)
Ehrenamt Rettungsdienst	17 (36,2%)	8 (50,0%)	6 (50,0%)
anderes Ehrenamt	13 (27,7%)	7 (43,8%)	3 (25,0%)
Freiwillige Feuerwehr	9 (19,1%)	5 (31,3%)	1 (8,3%)
DRK-Bereitschaft Sanitätsdienst	2 (4,3%)	1 (6,3%)	0
Bergwacht	1 (2,1%)	0	1 (8,3%)
OLRD	0	0	1 (8,3%)
DLRG	1 (2,1%)	0	0
Hausnotrufservice	0	1 (6,3%)	0

DRK = Deutsches Rotes Kreuz, OLRD = Organisatorischer Leiter Rettungsdienst, DLRG = Deutsche Lebensrettungsgesellschaft, n = Anzahl,

Innerhalb des Rettungsdienstes wurden nahezu alle Teilnehmer der drei Berufsgruppen im RTW eingesetzt und 16,7% bis 19,1% waren im NEF eingesetzt (Tabelle 21). In KTW kamen ausschließlich Rettungssanitäter zum Einsatz; dies betraf 10,6% der Rettungssanitäter.

Es waren 91,5% der Rettungssanitäter als Fahrer beschäftigt, während 93,3% der Rettungsassistenten und 91,7% der Notfallsanitäter als Beifahrer fungierten. Außerhalb der Tätigkeit in Rettungsdienstfahrzeugen übten die Befragten noch eine oder mehrere von zahlreichen anderen Funktionen aus, beispielsweise als Erste Hilfe-Ausbilder, Praxisanleiter oder Mitarbeiter der Leitstelle (Tabelle 21). Deutliche Unterschiede in Abhängigkeit von der Berufsgruppe ließen sich diesbezüglich nicht ausmachen.

Tabelle 27:   Funktionen innerhalb des Rettungsdienstes (n = 75) – Mehrfachnennungen möglich

Funktion	Rettungs-sanitäter (n = 47)	Rettungs-assistent (n = 16)	Notfall-sanitäter (n = 12)
Einsatz im...			
1.RTW	44 (93,6%)	15 (93,8%)	12 (100,0%)
2. NEF	9 (19,1%)	3 (18,8%)	2 (16,7%)
3. KTW	5 (10,6%)	0	0
4. NAW	0	0	0
Sonstiges	2 (4,3%)	1 (6,3%)	0
Funktion im Rettungs-fahrzeug			
Fahrer	43 (91,5%)	2 (6,7%)	1 (8,3%)
Beifahrer	2 (4,3%)	14 (93,3%)	11 (91,7%)
keine Angabe	2 (4,3%)	1 (3,4%)	0
Andere Funktionen	8 (17,0%)	2 (12,5%)	6 (50,0%)
Erste Hilfe-Ausbilder	4 (8,5%)	0	4 (33,3%)
Praxisanleiter	0	0	4 (33,3%)
Leitstelle	2 (4,3%)	0	0
Weitere	3 (12,8%)	2 (12,5%)	2 (33,3%)
	[1 SAN-Ausbilder, 1 MPG-Beauftragter, 1 SHB]	*[1 Desinfektor, 1 Einsatzleiter]*	*[1 Bereichsleiter, 1 Zugführer SAN]*

RTW = Rettungswagen, NEF = Notarzteinsatzfahrzeug, KTW = Krankentransportwagen, NAW = Notarztwagen, MPG = Medizinproduktegesetz, SAN = Sanitätsdienst, SHB = Steinbeis-Hochschule Berlin. n = Anzahl

5.2.1.7 Änderungen seit Einführung des NotSanG

Seit Einführung des NotSanG hatten sich für 36,2% der Rettungssanitäter, 50,0% der Notfallsanitäter und 75,0% der Rettungsassistenten Änderungen der Tätigkeit ergeben (Tabelle 28).

Die Wahrnehmung des eigenen Berufsbildes in der Öffentlichkeit erschien der überwiegenden Mehrheit der Teilnehmer unverändert zu sein; im Einzelnen waren es 76,1% der Rettungssanitäter, 87,5% der Rettungsassistenten und 91,7% der Notfallsanitäter. Nur in zwei Einzelfällen berichtete ein Rettungssanitäter und ein Notfallsanitäter, er würde in der Öffentlichkeit eher negativ wahrgenommen; hingegen berichteten 21,7% der Rettungssanitäter und 12,5% der Rettungsassistenten die Wahrnehmung durch die Öffentlichkeit sei im Vergleich zum übrigen Rettungsdienstpersonal eher positiv (Tabelle 28).

Tabelle 28: Änderungen seit Einführung des NotSanG (n = 75; Mehrfachnennungen möglich)

	Rettungs-sanitäter (n = 47)	Rettungs-assistent (n = 16)	Notfall-sanitäter (n = 12)
Hat sich die Tätigkeit seit Einführung des NotSanG verändert?			
nein	30 (63,8%)	4 (25,0%)	6 (50,0%)
ja	17 (36,2%)	12 (75,0%)	6 (50,0%)
Wahrnehmung in der Öffentlichkeit seit Einführung des NotSanG			
eher negativ	1 (2,2%)	0	1 (8,3%)
unverändert	35 (76,1%)	14 (87,5%)	11 (91,7%)
eher positiv	10 (21,7%)	2 (12,5%)	0

NotSanG = Notfallsanitätergesetz, n = Anzahl

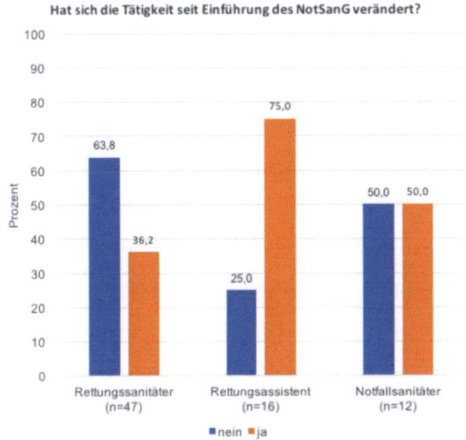

Abbildung 8: Änderung der Tätigkeit seit Einführung des NotSanG

n = Anzahl, NotSanG = Notfallsanitätergesetz

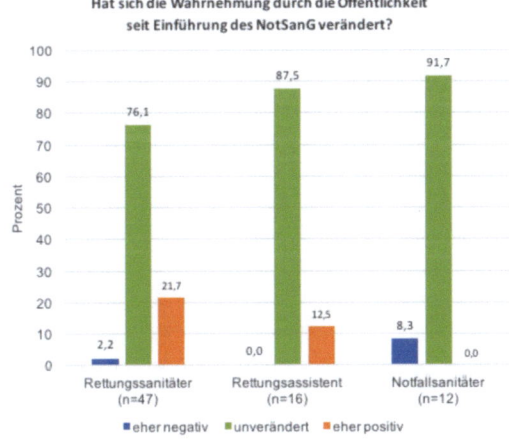

Abbildung 9: Änderung der öffentlichen Wahrnehmung seit Einführung des NotSanGn = Anzahl, NotSanG = Notfallsanitätergesetz

Die Frage nach einer Änderung ihrer Kompetenz seit Einführung des NotSanG war in den berufsspezifischen Fragebögen unterschiedlich formuliert worden (Tabelle 29).

Demnach antworteten sowohl Rettungssanitäter als auch Rettungsassistenten mehrheitlich (91,5% und 81,3%), ihre notfallmedizinische Kompetenz sei seit Einführung des NotSanG nicht beschränkt worden. Lediglich in Einzelfällen - 2 Rettungssanitäter (4,3%) und 1 Rettungsassistent (6,3%) empfanden die Teilnehmer eine Reduzierung ihrer Kompetenz seit Einführung des NotSanG.

Von den Notfallsanitätern berichteten 5 Personen (42,7%) seit ihrem NS-Examen beziehungsweise ihrer Ergänzungsprüfung über mehr notfallmedizinische Kompetenz zu verfügen; dagegen empfanden 58,3% dies nicht.

Tabelle 29: **Kompetenz seit Einführung des NotSanG (n = 75)**

	Rettungs-sanitäter (n = 47)	Rettungs-assistent (n = 16)	Notfall-sanitäter (n = 12)
Hatten Sie vor dem Not-SanG mehr Kompetenz?			
nein	43 (91,5%)	13 (81,3%)	(Frage entfällt)
ja	2 (4,3%)	1 (6,3%)	
keine Angabe	2 (4,3%)	2 (12,6%)	
Haben Sie seit Ihrem Notfallsanitäter-Examen mehr Kompetenz?			
nein	(Frage entfällt)	(Frage entfällt)	7 (58,3%)
ja			5 (41,7%)
keine Angabe			0

NotSanG = Notfallsanitätergesetz, n = Anzahl

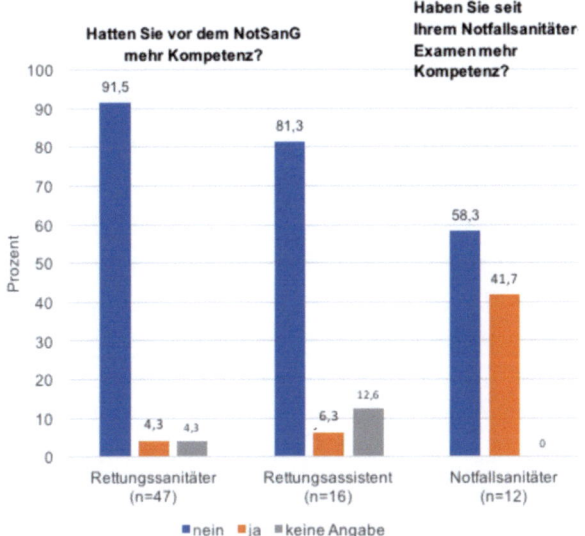

Abbildung 10: Änderung der Kompetenz seit Einführung des NotSanG (Rettungssanitäter und Rettungsassistent) beziehungsweise seit Bestehen des Notfallsanitäter-Examens

NotSanG = Notfallsanitätergesetz

5.2.1.8 Fort- und Weiterbildung

In allen drei Berufsgruppen nahm die weit überwiegende Mehrheit der Befragten regelmäßig an jährlichen Fortbildungen über 30 Stunden Dauer teil.

Eine berufliche Weiterbildung planten 31,9% der Rettungssanitäter, 46,7% der Rettungsassistenten und 25,0% der Notfallsanitäter.

Jeweils 7 Rettungssanitäter (15,6%) wollten sich zum Notfallsanitäter ausbilden lassen oder ein Medizinstudium aufnehmen. Ein Rettungssanitäter plante ein anderes Studium in der Notfallrettung.

Alle 7 Rettungsassistenten mit dem Willen zur beruflichen Weiterbildung planten die Ausbildung zum Notfallsanitäter, und 3 Notfallsanitäter (25,0%) hatten den Wunsch nach einer sonstigen berufsnahen Weiterbildung (Tabelle 30).

Tabelle 30:   Fort- und Weiterbildung (n = 75)

	Rettungs-sanitäter (n = 47)	Rettungs-assistent (n = 16)	Notfall-sanitäter (n = 12)
Jährliche Fortbildung			
nein	7 (15,6%)	0	1 (8,3%)
ja	38 (84,4%)	16 (100,0%)	11 (91,7%)
Weiterbildung geplant?			
nein	32 (68,1%)	8 (53,3%)	9 (75,0%)
ja	15 (31,9%)	7 (46,7%)	3 (25,0%)
Geplante Weiterbildung			
Notfallsanitäter	7 (15,6%)	(Frage entfällt)	(Frage entfällt)
Medizinstudium	7 (15,6%)		
anderes Studium	1 (2,1%)		
Ergänzungsprüfung zum Notfallsanitäter geplant?			
ja	(Frage entfällt)	7 (46,7%)	(Frage entfällt)
Sonstige berufsnahe Weiterbildung			
ja	(Frage entfällt)	(Frage entfällt)	3 (25,0%)

n = Anzahl

Unabhängig von der Berufsgruppe empfanden bis auf Einzelne alle Teilnehmer der Befragung ein Deeskalationstraining als hilfreich (Tabelle 31). Fortbildungen zu Themen des Arbeitsschutzes wurden dagegen nur von der Hälfte der Rettungssanitäter und Rettungsassistenten und von einem Drittel der Notfallsanitäter gewünscht. Auch der Anteil an Teilnehmern, die ein Fremdsprachentraining als hilfreich erachteten, variierte in Abhängigkeit von der Berufsgruppe: Es handelte sich um 76,6% der Rettungssanitäter, 81,3% der Rettungsassistenten, aber nur um 58,3% der Notfallsanitäter (Tabelle 31). In der letztgenannten Gruppe sprachen sich nur 7 Befragte für eine Sprachausbildung – und zwar ausnahmslos in Englisch – aus (Tabelle 32). Die englische Sprache wurde auch von 80% der beiden übrigen Gruppen als Lernziel favorisiert, gefolgt von der arabischen Sprache, die 19,4% der Rettungssanitäter und 23,1% der Rettungsassistenten gerne beherrschen würden. Der Wunsch nach Französischkursen kam nur bei den Rettungssanitätern vor (16,7%). Fortbildungen in weiteren Sprachen wurden nur vereinzelt genannt.

Tabelle 31: **Wunsch nach bestimmten Fortbildungen in Abhängigkeit von der Berufsgruppe (n = 75; Mehrfachnennungen möglich)**

	Rettungs-sanitäter (n = 47)	Rettungs-assistent (n = 16)	Notfall-sanitäter (n = 12)
Deeskalationstraining hilfreich?			
nein	1 (2,1%)	1 (6,3%)	
ja	46 (97,9%)	15 (93,8)	12 (100%)
Fortbildung Arbeits-schutz?		7 (43,7%)	8 (66,7%)
nein	21 (46,7%)	9 (56,3%)	4 (33,3%)
ja	24 (53,3%)		
Fremdsprachen hilfreich			
nein	11 (23,4%)	3 (18,8%)	5 (41,7%)
ja	36 (76,6%)	13 (81,3%)	7 (58,3%)

n = Anzahl

Tabelle 32:   Gewünschte Fremdsprachenausbildung in Abhängigkeit von der Berufsgruppe (n = 75; Mehrfachnennungen möglich)

Fremdsprachenausbil-dung hilfreich?		Rettungs-sanitäter (n = 36)	Rettungs-assistent (n = 13)	Notfall-sanitäter (n = 7)
Englisch				
	nein	7 (19,4%)	2 (15,4%)	0
	ja	29 (80,6%)	11 (84,6%)	7 (100%)
Französisch				
	nein	30 (83,3%)	13 (100%)	7 (100%)
	ja	6 (16,7%)	0	0
Spanisch				
	nein	35 (97,2%)	13 (100%)	7 (100%)
	ja	1 (2,8%)	0	0
Türkisch				
	nein	34 (94,4%)	11 (84,6%)	7 (100%)
	ja	2 (5,6%)	2 (15,4%)	0
Arabisch				
	nein	29 (80,6%)	10 (76,9%)	7 (100%)
	ja	7 (19,4%)	3 (23,1%)	0
Russisch				
	nein	35 (97,2%)	11 (84,6%)	7 (100%)
	ja	1 (2,8%)	2 (15,4%)	0

n = Anzahl

5.3   Überblick über die aktuelle Rechtsprechung und deren Aufarbeitung

5.3.1   Ungleichbehandlung von Rettungsassistenten und Rettungssanitätern durch das NotSanG?

Ein seit 1990 tätiger Rettungsassistent legte eine Verfassungsbeschwerde gegen § 30 und § 32 Abs. 2 NotSanG ein, da nach seiner Meinung im Hinblick auf den Erwerb der Qualifikation für die neue Berufsbezeichnung „Notfallsanitäter" vormalige Rettungsassistenten und Rettungssanitäter ungleich behandelt werden.

Die vom Beschwerdeführer als verfassungswidrig angesehene Übergangsvorschrift des § 32 Abs. 2 NotSanG regelt die Möglichkeit für Rettungsassistenten, die Erlaubnis zum Führen der Berufsbezeichnung „Notfallsanitäter" zu erhalten. Sie sieht das Ablegen der regulären staatlichen Notfallsanitäterprüfung (§ 32 Abs. 2 Satz 4 NotSanG) oder einer staatlichen Ergänzungsprüfung (§ 32 Abs. 2 Satz 1 NotSanG) vor, gegebenenfalls - abhängig von der Berufserfahrung - nach Durchlaufen einer weiteren Ausbildung (§ 32 Abs. 2 Satz 2 NotSanG). Nach § 30 NotSanG dürfen anerkannte Rettungsassistenten diese Berufsbezeichnung weiterführen.

Der Beschwerdeführer hat eine Verletzung von Art. 3 Abs. 1 GG und Art. 12 Abs. 1 GG gerügt: Im Gegensatz zur Novellierung anderer Berufsgesetze von Heilberufen unterliegt die Überleitung vom Rettungsassistenten zum Notfallsanitäter einigen Voraussetzungen. Eine Ungleichbehandlung liegt deshalb vor, weil die Lehrkräfte mit Rettungsassistentenausbildung, welche an bereits nach dem Rettungsassistentengesetz anerkannten staatlichen Schulen tätig seien, ihre Lehrtätigkeit fortsetzen dürften, ohne die in § 32 Abs. 2 NotSanG genannten Voraussetzungen erfüllen zu müssen. Der Art. 12 Abs. 1 GG werde deshalb verletzt, da die landesrechtlichen Rettungsdienstgesetze an das Notfallsanitätergesetz angeglichen werden müssten. Durch die erhöhten Anforderungen an den Notfallsanitäter bleiben ihm diese Tätigkeitsfelder als Rettungsassistent künftig verschlossen. Er hält des Weiteren den erforderlichen Aufwand für den Erwerb der Notfallsanitäterqualifikation für unangemessen und unzumutbar.

Die Verfassungsbeschwerde wurde jedoch aus folgenden Gründen nicht zur Entscheidung angenommen (Bundesverfassungsgericht, 2015):

Zunächst kommt der Verfassungsbeschwerde grundsätzlich keine verfassungsrechtliche Bedeutung zu. Der Beschwerdeführer wird durch Art. 32 Abs. 2 NotSanG vor allem nicht dadurch in seiner Berufsfreiheit verletzt, dass die landesrechtlichen Rettungsdienstgesetze an die Anforderungen des Notfallsanitätergesetzes anzugleichen seien und so den Rettungsassistenten Tätigkeitsfelder versperrt würden.

Es handelt sich bei § 32 Abs. 2 NotSanG um eine subjektive Zulassungsbeschränkung für den Beruf des Notfallsanitäters, welche aber zum Schutz des besonders wichtigen Gemeinschaftsguts „Gesundheitsschutz" gerechtfertigt ist. Außerdem ist die Regelung nicht unangemessen, da ihm der Erwerb der Berufsbezeichnung „Notfallsanitäter" frei steht. Die bestehende Berufsbezeichnung des „Rettungsassistenten" wird durch § 30 NotSanG weiter geschützt.

Ebenfalls liegt keine Verletzung des allgemeinen Gleichheitssatzes des Art. 3 Abs. 1 GG vor. Ein Vergleich zu anderen Berufen im Gesundheitswesen kann nicht gezogen werden, da das Rettungswesen insbesondere im Bereich der Gefahrenabwehr angesiedelt ist. Die Rettungskräfte haben es ständig mit Notfallsituationen zu tun, in denen es oft nicht nur um den Erhalt der Gesundheit, sondern insbesondere des Lebens geht. Auch besteht keine zu rechtfertigende Ungleichbehandlung zu den als Lehrkräften tätigen Rettungsassistenten. Für diese durfte der Gesetzgeber aufgrund der grundsätzlich gestiegenen Anforderungen an die Qualifikation der Lehrkräfte in § 6 Abs. 2 NotSanG einen weiteren Berufsschutz vorsehen. Ohne die Regelung in § 31 NotSanG könnten diese ihre Lehrtätigkeit gar nicht mehr ausüben.

5.3.2 Vorerfahrungen als Rettungsassistent für die Zulassung zur Ergänzungsprüfung zum Notfallsanitäter

Rettungsassistenten müssen wie bereits oben erwähnt (Kap.3.2.2.4) gemäß § 32 NotSanG eine Ergänzungsprüfung ablegen, um die Berufsbezeichnung Notfallsanitäter zu erlangen. Die Dauer der Vorbereitung und Ausbildung für die Ergänzungsprüfung richtet sich dabei nach der Dauer der bisherigen Tätigkeit als Rettungsassistenten. Es bestehen erhebliche Unsicherheiten bezüglich der Formulierung „Tätigkeit als Rettungsassistent", da nicht klar ist, ob damit nur Personen gemeint sind, die hauptberuflich zu 100% im Rettungsdienst tätig waren oder auch Ehrenamtliche, Teilzeit-Angestellte oder Mitarbeiter/-innen in Elternzeit.

Ein 45-jähriger Rettungsassistent klagte beim Verwaltungsgericht Freiburg (Breisgau) gegen die Verweigerung der Zulassung zur Ergänzungsprüfung zum Notfallsanitäter. Dem promovierten Physiker und staatlich geprüften Heilpraktiker war im Jahr 2008 auf Grundlage des seinerzeit geltenden RettAssG die Erlaubnis erteilt worden, die Berufsbezeichnung Rettungsassistent zu führen. Im Jahr 2014 beantragte der Kläger die Zulassung zur Ergänzungsprüfung zum Notfallsanitäter. Dem Antrag fügte er zum Nachweis seiner Tätigkeit als Rettungsassistent zwei Bescheinigungen bei: Der Ortsverein R. des DRK bestätigte, dass der Kläger „vom 21.04.2008 bis 31.01.2013 regelmäßig als Rettungsassistent [für ihn] tätig war". Außerdem bescheinigte der Geschäftsführer eines gewerblichen Krankenfahrdienstes dem Kläger, dass er „vom 14.11.2012 bis 31.03.2014 als Rettungsassistent für ihn tätig war." Der Kläger sei damals als Geschäftsführer für den Bereich Rettungsdienst verantwortlich gewesen.

Der Kläger trug vor, dass er die Voraussetzungen zur Zulassung an der Ergänzungsprüfung erfüllte, indem er fünf Jahre die Tätigkeit als Rettungsassistent mit der in der Gesetzesbegründung erforderlichen Rechtmäßigkeit ausgeübt hatte. Im DRK-Ortsverein habe er im Durchschnitt etwa 900 Stunden im Jahr geleistet und in der B-Ambulanz, in der er als Geschäftsführer tätig war, in einem Umfang von etwa 80-120 Stunden im Monat als Rettungsassistent gearbeitet. Er habe regelmäßig Lehraufträge für Medizintechnik und medizinische Physik erhalten und dabei auch Abschlussarbeiten betreut. Des Weiteren habe er einige Erste-Hilfe-Seminare gegeben. Dabei habe er jedoch seinen Lebensunterhalt nicht im ganzen Zeitraum überwiegend aus den genannten Tätigkeiten finanziert. Die Tätigkeit beim DRK-Ortsverein sei ehrenamtlich erfolgt. Er habe schließlich viele Jahre im Rettungsdienst gearbeitet und darüber hinaus eine naturwissenschaftliche Qualifikation über die sicherzustellenden Fähigkeiten eines Notfallsanitäters. Es sei eine unzulässige Benachteiligung, wenn er nicht zur Ergänzungsprüfung zugelassen werde, weil er nicht den üblichen Berufsweg des Rettungsassistenten zurückgelegt habe. Der Kläger beantragte, dass der Bescheid des Regierungspräsidiums Karlsruhe von 30.09.2014, bei dem ihm die Zulassung zur Ergänzungsprüfung verweigert wurde, aufgehoben wird und er gem. § 32 Abs. 2 NotSanG zur Prüfung zugelassen wird.

Das Verwaltungsgericht Freiburg entschied in seinem Urteil vom 27. Juli 2016, dass die Tätigkeit als Rettungsassistent i. S. d. § 32 NotSanG nicht gegen Entgelt ausgeübt worden sein muss und auch die ehrenamtliche Mitarbeit eine Tätigkeit als Rettungsassistent darstellt. Es muss sich jedoch um eine Tätigkeit gehandelt haben, für die eine Qualifikation als Rettungsassistent gesetzlich vorgesehen war oder die in Art und Umfang von gleicher Intensität wie die Tätigkeit berufsmäßiger Rettungsassistenten gewesen ist (VG Freiburg, 2016).

Die Klage wurde abgewiesen. Das Berufsbild des Notfallsanitäters unterscheide sich erheblich von dem den Rettungsassistenten. Die Verantwortung im Einsatzgeschehen wird deutlich gesteigert und die heilkundlichen Kenntnisse und deren praktische Anwendung wird ausgeweitet. Nur die Notfall-Einsätze des Klägers beim DRK-Ortsverein könnten mit einer hauptberuflichen Tätigkeit eines Rettungsassistenten verglichen werden, seine Tätigkeit dort umfasste jedoch keinen Zeitraum von fünf Jahren. In dem Krankenfahrdienst wurden nur Krankentransportfahrten und keine Notfallrettung durchgeführt, was kein typisches Einsatzgebiet eines Rettungsassistenten darstelle. Dem Kläger steht kein Anspruch auf Zulassung zur Ergänzungsprüfung für Notfallsanitäter i. S. d. § 32 NotSanG zu (VG Freiburg, 2016).

Durch das Urteil des Verwaltungsgerichtes wird etwas Klarheit in die vage Formulierung, „Tätigkeit als Rettungsassistent" gebracht. Die Tätigkeit als Rettungsassistent ist dann als ein solche anzusehen, wenn die betreffende Person über spezifische Kenntnisse und Fähigkeiten eines Rettungsassistenten verfügt.

5.3.3 Übergangsregelung nach § 32 Abs. 2 NotSanG

Für die Übergangsregelung in § 32 Abs. 2 NotSanG wurde durch das Urteil des VG Hannover vom 27. Oktober 2015 festgelegt, dass die Fristen hinsichtlich der Dauer einer vorherigen Tätigkeit als Rettungsassistenten erst mit Erteilung der Erlaubnis zum Führen der Berufsbezeichnung Rettungsassistent zu laufen beginnt (VG Hannover, 2015). In diesem Fall hatte der Kläger die Ausbildung zum Rettungsassistenten zwar im Dezember 2008 abgeschlossen, hat die Erlaubnis zum Führen der Berufsbezeichnung aufgrund fehlender bzw. unvollständiger Unterlagen jedoch erst zum 07.04.2009 erlangt; damit fehlten 3 Monate für die Zulassungsvoraussetzung einer vorherigen fünfjährigen Tätigkeit als Rettungsassistent. Die Zulassung zur Ergänzungsprüfung wurde abgelehnt, da der Kläger die Voraussetzungen des § 32 Abs. 2 NotSanG nicht erfülle (VG Hannover, 2015). (VG Hannover, Urteil vom 27. Oktober 2015 – 6 A 1836/15 –, juris)

5.3.4 Wiederholung der Ergänzungsprüfung

Das Oberverwaltungsgericht Nordrhein-Westfalen beschäftigte sich mit dem Nichtbestehen staatlicher Ergänzungsprüfungen zum Notfallsanitäter.

Der Kläger ist ausgebildeter Rettungsassistent und wendet sich gegen das Nichtbestehen der staatlichen Ergänzungsprüfung zum Notfallsanitäter. Die aus einem mündlichen und einem praktischen Teil bestehende Ergänzungsprüfung des Klägers fand am 30.6.2016 statt.

Als Fachprüfer in der mündlichen Prüfung wurden der Schulleiter Herr I. und Vorsitzender M1. für zwei Themenbereiche und für einen Themenbereich der Schulleiter Herr I. und Herr Dr. M. tätig. Die beiden Fallbeispiele des praktischen Teils prüften die Lehrrettungsassistenten L. und M2. Mit dem Schreiben vom 04.07.2016 teilte die Beklagte dem Kläger mit, dass er die staatliche Ergänzungsprüfung nicht bestanden habe.

Der Kläger hat unter Bezugnahme auf sein Vorbringen im Widerspruchsverfahren geltend gemacht, der Prüfungsausschuss sei nicht ordnungsgemäß besetzt gewesen.

Das Verwaltungsgericht hob den angegriffenen Bescheid einschließlich der diesem zugrunde liegenden Bewertungen der Prüfungsleistungen des Klägers und den Widerspruchsbescheid auf. Im Übrigen wies es die Klage ab, da der Kläger keinen Anspruch darauf habe, dass die Prüfung für bestanden erklärt werde.

Er habe jedoch einen Anspruch auf einen neuen Prüfungsversuch, da der Prüfungsausschuss seiner Ergänzungsprüfung fehlerhaft besetzt gewesen sei. Wie sich aus § 5 Abs. 1 NotSan-APrV ergebe, müsse der Prüfungsausschuss aus mindestens sieben personenverschiedenen Mitgliedern bestehen. Bereits der Wortlaut der Vorschrift schließe es aus, dass ein Mitglied mehrere Funktionen übernehme. Dass der Vorsitzende und der Schulleiter nicht zugleich Fachprüfer sein können, sondern vielmehr neben den Fachprüfern im Prüfungsausschuss vertreten sein müssen, wird auch systematisch durch weitere Regelungen der Verordnung bestätigt, die ihnen gesonderte Aufgaben im Hinblick auf die Fachprüfer zuweisen und von einer Personenverschiedenheit von Vorsitzenden bzw. Schulleiter und Fachprüfer ausgehen. (Oberverwaltungsgericht für das Land Nordrhein-Westfalen, Urteil vom 14. März 2019 – 14 A 3800/18 –, juris)

6 Diskussion

6.1 Schwierigkeiten bei der Etablierung des neuen Berufs Notfallsanitäter und der Bereitstellung akademischer Aus- und Weiterbildungsmöglichkeiten

Bei der Recherche für die vorliegende Untersuchung zeigte sich, dass fünf Jahre nach dem Erlass des Notfallsanitätergesetzes weder in den einzelnen Bundesländern noch bundesweit einheitliche Regelungen zu dessen Umsetzung getroffen wurden und insgesamt die Einführung des NotSanG mit einigen Problemen verbunden war und ist. Beispielsweise sind zwischen den Bundesländern insbesondere bezüglich der Übergangsfrist, bis zu der die Notfallsanitäter verbindlich eingesetzt werden müssen, große Unterschiede zu sehen, und der Deutsche Berufsverband Rettungsdienst e.V. kritisierte die Umsetzung des NotSanG in einigen Bundesländern (DBRD, 2015): Nordrhein-Westfalen und Bayern als bevölkerungsgrößte Bundesländer haben die Umsetzung des Gesetzes regelrecht „verschlafen", hieß es. NRW hat die Übergangsfrist erst auf den Beginn des Jahres 2027 gelegt, womit die zügig gewollte Weiterqualifizierung des nichtärztlichen Rettungspersonals verlangsamt wird. Ein leitender Feuerwehrbeamter äußerte sich in einer Sitzung des zuständigen Ministeriums wie folgt: „In NRW haben wir schon heute eine hohe Qualität im Rettungsdienst. Eigentlich brauchen wir keine Notfallsanitäter" (DBRD, 2015). Als Vergleich zu NRW kann man in Hessen eine deutlich höhere Bereitschaft bei der Umsetzung sehen. Schon ab dem 01.01.2018 wurden hier die Rettungsassistenten als Fahrzeugführer durch Notfallsanitäter ersetzt (vgl. § 25 Abs. 2 Verordnung zur Durchführung des Hessischen Rettungsdienstgesetzes). Dies zeigt, dass sich das Interesse an der Umsetzung des Notfallsanitätergesetzes und damit an der Weiterqualifizierung der Rettungsassistenten zwischen den einzelnen Bundesländern erheblich unterscheidet.

Auch die Rekrutierung von Teilnehmern an der für die vorliegende Untersuchung geplanten Fragebogenaktion spiegelte die zwiespältigen Einstellungen gegenüber dem neuen Berufsbild wider. Es wurde zunächst der Versuch unternommen, Befragungen auf Rettungswachen durchzuführen. Dazu wurde eine Rettungswache in Nürnberg, eine in Oldenburg sowie eine Rettungswache eines Werksrettungsdienstes in Stuttgart eines großen Automobilherstellers angesprochen. In allen drei Fällen lehnten entweder die Wachleitung oder der Betriebsrat die Teilnahme des Rettungspersonals an der Studie ab oder drückten gegenüber ihren Mitarbeitenden die Missbilligung an der Teilnahme aus. Weitere Bemühungen zur Gewinnung von Probanden führten zu einem mit dem Verfasser persönlich bekannten Ärztlichen Leiter Rettungsdienst in Hessen, welcher in dieser Funktion dort in zwei Landkreisen tätig ist. Dieser stand dem Forschungsvorhaben wohlwollend und interessiert gegenüber und erklärte sich bereit, die Befragungen am Rande von Fortbildungsveranstaltungen für das dortige Rettungsdienstpersonal im Herbst 2018 zu genehmigen. Die Befragungen fanden alsdann bei vier entsprechenden Fortbildungsterminen mit den teilnehmenden Personen auf freiwilliger Basis statt. Bei einer der Veranstaltungen trug ein Teilnehmer Bedenken grundsätzlicher Art darüber vor, dass bei einer Pflichtfortbildung eine freiwillige Datenerhebung zu Forschungs-zwecken stattfinden soll. Daraufhin wurde die Bitte zur Teilnahme bei diesem Termin zurückgezogen. Bezüglich der Durchführung der Datenerhebung ist zusammenfassend festzuhalten, dass diese mit unerwarteten Problemen verbunden war. Hierdurch verlängerte sich nicht nur der geplante Zeitrahmen um mehrere Monate, sondern die Stichprobe fiel deutlich kleiner aus als erwünscht. Bedingt durch die relativ kleine Population können die erhobenen Daten leider nur Trends wiedergeben.

Bundesweit wird die langwierige und zögerliche Etablierung des neuen Berufsbildes Notfallsanitäter durch ein geringes oder gar fehlendes Interesse reflektiert, akademische Aus- und Fortbildungsmöglichkeiten für Notfallsanitäter zu schaffen. Bei der hier durchgeführten Befragung von Notfallsanitätern strebten immerhin 25,0% eine berufliche Weiterbildung an. Es ist wahrscheinlich, dass dieser Anteil gesteigert werden kann, wenn den Interessenten attraktive Lehrangebote zur Verfügung stehen. Weitergehende Qualifizierungen dienen u.a. dazu, das Rettungspersonal langfristig an seinen Beruf zu binden. Dies eröffnet nicht nur dem Einzelnen individuelle Aufstiegsmöglichkeiten, sondern allgemein wird die Kompetenz und Qualität der Rettungsmaßnahmen in hohem Maße auch durch die praktische Erfahrung der Mitarbeiter geprägt (Müssig, 2015).

Bei der Betrachtung der Ausbildungssituationen der einzelnen Bundesländer zeigte sich, dass inzwischen zwar flächendeckend und nachfragegerecht staatlich anerkannte Schulen für Notfallsanitäter in Form von Berufsfachschulen zur Verfügung stehen, allerdings bislang kein Bundesland von der Möglichkeit Gebrauch gemacht hat, einen Studiengang zur akademischen Ausbildung von Notfallsanitätern zu schaffen.

Der Gesetzgeber hat in §7 NotSanG die Länder angeregt, ausgehend von der Berufsausbildung zum Notfallsanitäter im Rahmen von Modellvorhaben Studiengänge der Notfallrettung an Hochschulen zu ermöglichen. Ähnliche Möglichkeiten zur akademischen Ausbildung bestehen für Hebammen, Logopäden, Masseure und Physiotherapeuten bereits seit der Schaffung der entsprechenden Rechtsgrundlagen und der Bekanntmachung durch das Bundesministerium für Gesundheit im Bundesanzeiger vom 27. November 2009 (RiLi Berufsgesetze, 2009). Entsprechende Studiengänge wurden insbesondere von mehreren in privater Trägerschaft befindlichen, staatlich anerkannten Hochschulen geschaffen.

Im Rahmen der Recherchen für die vorliegende Untersuchung fragte der Verfasser per E-Mail, brieflich oder telefonisch bei allen 16 Wissenschaftsministerien der einzelnen Bundesländer an, ob sie bereits Studiengänge für Notfallsanitäter im Rahmen des Modellversuchs eingerichtet haben beziehungsweise dies in absehbarer Zeit beabsichtigen. Obwohl diese Eruierung erst in der zweiten Hälfte des Jahres 2018 vorgenommen wurde, also fast 5 Jahre nach Erlass des NotSanG, konnten erstaunlicherweise von keinem Bundesland konkrete Pläne bestätigt werden.

Daher stellt sich die Frage nach sinnvollen und zweckmäßigen akademischen Weiterbildungsmöglichkeiten für Notfallsanitäter. Hierbei ist grundsätzlich zwischen der Ausbildung von Notfallsanitätern im Rahmen eines erstqualifizierenden Studiengangs an Hochschulen und Universitäten und einer akademischen Aufstiegsweiterbildung zu unterscheiden. Angeboten werden akademische Weiterbildungen in drei Spezialisierungsbereichen im Rahmen von Bachelor- bzw. Masterstudiengängen, welche in Vollzeit- oder in Teilzeitform studiert werden können: Das für Rettungsdienstpersonal bisher angebotene

Studienprogramm beschränkte sich auf Studiengänge im betriebswirtschaftlichen Bereich mit dem Ziel, später Verwaltungs- und Personalverantwortung im Rettungsdienst zu übernehmen, sowie auf Studiengänge, welche im Bereich der Medizinpädagogik zur Lehrkraft an staatlich anerkannten Berufsfachschulen qualifizieren. Beispielsweise bietet in Niedersachsen die Fakultät Gesundheitswesen der Hochschule Ostfalia in Wolfenbüttel den berufsbegleitenden Bachelorstudiengang „Paramedic" über 6 Semester an. Der Studiengang ist nur für ausgebildete Notfallsanitäter mit (Heilberufe- und Gesundheitsfachberufe-Zuständigkeitsverordnung-BW) -Hochschulreife zugänglich und qualifiziert die Studenten für die Aus- und Fortbildung sowie Leitungsfunktionen. Neben erweiterten heilkundlichen Tätigkeiten und strukturierten Versorgungsmaßnahmen werden sie wahlweise im Management oder der Berufspädagogik im Rettungsdienst ausgebildet und erwerben den akademischen Grad Bachelor of Science (B. Sc.) (Ostfalia, 2019).

Eine interessante Alternative kann für examinierte Notfallsanitäter mit Hochschulzugangsberechtigung die Weiterqualifizierung zu einem in Deutschland relativ neuen Beruf, dem Physician Assistant (DGPA), werden. Das Studium zu diesem Beruf setzt neben der Hochschulreife einen Berufsabschluss in einem Medizinberuf mit einer dreijährigen Ausbildungsdauer voraus (DGPA, 2019). Es sind überwiegend private Hochschulen, die in Deutschland einschlägige Studienmöglichkeiten geschaffen haben.

Derzeit werden auf der Homepage der Deutschen Gesellschaft für Physician Assistants e.V. (DGPA, 2019) insgesamt sechs Hochschulen genannt, an denen einschlägige Studiengänge eingerichtet wurden. Diese Studieneinrichtungen verfügen über Programme, die den Vorstellungen der Bundesärztekammer und der Kassenärztlichen Bundesvereinigung über Ausbildungsinhalte und Zugangsvorraussetzungen für das PA-Studium entsprechen: Die beiden Verbände wünschen sich Physician Assistants, die ein dreijähriges Studium mit einheitlichen Ausbildungsinhalten mit dem akademischen Grad eines Bachelors of Science (B.Sc.) abgeschlossen haben und die die Ärzte auf der Basis einer Delegation von ärztlichen Leistungen entlasten können (BÄK und KBV, 2017). Laut einem Grundsatzpapier der deutschen Ärzteschaft zum Zusammenwirken mit Gesundheitsfachberufen („Ulmer Papier") sollten Physician Assistants insbesondere in den Bereichen des Allgemeinen Prozessmanagements mit den Teilgebieten Recht, Ökonomie, Informatik, Qualitätsmanagement und Medizintechnik eingesetzt werden (BÄK, 2008). Beispielsweise kann auf der Basis der Teilnahme an den Visiten dem Physician Assistant im Bereich Dokumentation der Entwurf von Arztbriefen und das chronologische Verfassen der Krankengeschichte übertragen werden. Besonders bei der Mitwirkung in der Behandlung besteht ein breites Spektrum an Leistungen, die von einem Physician Assistant ausgeführt werden können (BÄK und KBV, 2017).

Im Rahmen der Beschreibung des neuen Berufsbildes Physician Assistant nennen Bundesärztekammer und Kassenärztliche Bundesvereinigung unter der Rubrik „Mitwirkung bei der Ausführung eines Behandlungsplanes" u.a. als mögliche an Physician Assistants delegierbare Leistungen die vorbereitende Auswertung von Befunden, das Anlegen peripherer Gefäßzugänge und intra- und subkutane, intramuskuläre und intravenöse Injektionen (BÄK und KBV, 2017). Gerade der Notfallsanitäter ist in diesen Techniken gut ausgebildet und verfügt in der Regel über hinreichende Erfahrung mit der Durchführung dieser grundsätzlich ärztlichen Leistungen, die ihm im Rahmen einer Delegation gemäß der Vorgaben des § 4 Abs. 2 Nr. 2 c NotSanG zur Durchführung vom ÄLRD übertragen werden können. Dies bedeutet, dass Notfallsanitäter für die Weiterbildung zum Physician Assistant in besonderem Maße prädestiniert sind.

Das 36 Monate dauernde Studium mit monatlichen Studiengebühren von durchschnittlich 450 € muss allerdings selbst finanziert werden. Es gibt zwarhochschulrechtliche Regelungen zum Erwerb des akademischen Grades, jedoch keine einheitliche rechtliche Regelung zur Ausübung des Berufs. Da der Physician Assistant jedoch international seit Jahrzehnten gut etabliert ist, ist zu hoffen, dass sich auch in Deutschland Rechtssicherheit sowohl für die delegierenden Ärzte als auch für die zukünftigen Physician Assistants schaffen lässt. Zusammenfassend kann festgehalten werden, dass die Weiterbildung zum Physician Assistant für Notfallsanitäter eine geeignete akademische Aufstiegs- weiterbildung darstellt, die einerseits an das in der Berufsausbildung Erlernte anknüpft und andererseits eine qualifizierte akademische Weiterbildung darstellt, die neue Tätigkeitsfelder innerhalb der klinischen Medizin eröffnet und auch ein höheres Einkommen verspricht.

6.2 Umverteilung der Aufgaben zwischen ärztlichem und nicht-ärztlichem Personal

Weil seit Einführung des NotSanG invasive Eingriffe und heilkundliche Fähigkeiten den angehenden Notfallsanitäterinnen und Notfallsanitätern im Rahmen ihrer dreijährigen Berufsausbildung bundesweit vermittelt werden, ist anzunehmen, dass im Zuge der Ablösung des Rettungsassistenten durch den Notfallsanitäter die Aufgaben zwischen Ärzten und Sanitätern neu verteilt werden.

Die Feldforschung zur vorliegenden Untersuchung fand in den Jahren 2017 und 2018, also zwei Jahre nach dem Inkrafttreten des NotSanG am 01.01.2014 statt. Während in den Jahren 2014 und 2015 in den einzelnen Bundesländern faktisch noch keine Möglichkeiten zur Weiterbildung zum Notfallsanitäter bestanden, wurden in den Jahren 2016 und 2017 in denjenigen Bundesländern, welche eine kurze Übergangsfrist zur Ablösung der Rettungsassistenten durch Notfall-sanitäter vorsahen, die entsprechenden Lehrgänge an den Berufsfachschulen für Notfallsanitäter eingerichtet. Die Weiterbildungsplätze waren gut nachgefragt. Eine erhebliche Anzahl von tätigen Rettungsassistenten hat inzwischen erfolgreich an der Weiterqualifizierung zum Notfallsanitäter teilgenommen. Im Rahmen der vorliegenden Befragung von nichtärztlichem Rettungspersonal im Herbst 2018 antworteten 36,2% der Rettungssanitäter, 50,0% der Notfallsanitä-ter und 75,0% der Rettungsassistenten, es hätten sich seit Einführung des Not-SanG Änderungen ihrer Tätigkeit ergeben. Während die überwiegende Mehrheit der Rettungssanitäter (91,5%) und der Rettungsassistenten (81,3%) angaben, ihre notfallmedizinische Kompetenz sei seit Einführung des NotSanG nicht be-schränkt worden, berichteten nur 41,7% der Notfallsanitäter seither über mehr notfallmedizinische Kompetenz zu verfügen.

Auch in einer Befragung der ersten Notfallsanitäter im Einsatz äußerten zahlrei-che Teilnehmer, dass sich für sie durch Ablegen der Prüfung zum Notfallsanitäter im Alltag nicht viel verändert hat. Auch vorher durfte schon vieles selbst übernommen werden. Letztlich hängen die Maßnahmen, die die Notfallsanitäter durch die Delegation des Arztes ergreifen dürfen, von seinen persönlichen Kenntnissen und Fähigkeiten ab. In der Praxis bekomme der frisch gebackene Notfallsanitäter nicht automatisch die Befugnis, mehr Verantwortung zu übernehmen als ein erfahrener Rettungsassistent. Insgesamt sei die Änderung vor allem aufgrund der steigenden Zahl von Rettungseinsätzen in Deutschland jedoch notwendig gewesen (Dierbach, 2015).

Zur Beurteilung der Frage, ob es zu Neuverteilungen der Aufgaben zwischen Ärzten und Notfallsanitätern kommt, hat der Verfasser neben der Fragebogenaktion im Zuge einer Feldforschung von Januar bis März 2019 insgesamt 150 Stunden als „dritter Mann" auf Rettungswagen am Rettungsdienst in einer Süddeutschen Großstadt teilgenommen und zu den Arbeitsabläufen Folgendes festgestellt: Eine erhebliche Anzahl von Notfällen mit einer akuten vitalen Gefährdung wurde von einem RTW, der mit einem Rettungssanitäter als Fahrer und einem Notfallsanitäter beziehungsweise Rettungsassistenten als Beifahrer besetzt ist, angefahren und ohne Nachforderung eines Notarztes bewältigt. Die Mehrzahl dieser Notfälle bezog sich auf internistische Akuterkrankungen oder deren Symptome.

Während früher bei einem akuten Koronarsyndrom (ACS) oder bei akuter Atemnot aufgrund einer COPD von vornherein zusätzlich ein Notarzt zur Einsatzstelle alarmiert wurde, wird heute in zahlreichen Fällen zunächst ein RTW entsandt, und es erfolgt eine qualifizierte Diagnostik mittels Auskultation, Monitoring und ggf. der Ableitung eines 12-Kanal-EKG einschließlich einer ersten Befundung, bevor eine Entscheidung über die Nachforderung eines Notarztes getroffen wird. Es ist üblich, dass Rettungsassistenten oder Notfallsanitäter unabhängig von der Nachforderung eines Notarztes einen venösen Zugang legen, Blut entnehmen und eine Infusionstherapie beginnen sowie zusätzlich teilweise Medikamente injizieren bzw. zur Inhalation anbieten. Es ist nicht das Ziel des NotSanG, dem Notfallsanitäter ärztliche Kompetenzen zu übertragen, aber vor allem im ländlichen Bereich treffen Rettungsfahrzeuge mit Rettungsfachpersonal häufig deutlich vor dem Notarzt ein. Im Rahmen der

Notkompetenz muss das nichtärztliche Personal in lebensbedrohlichen Situationen Hilfe leisten. Diesbezüglich besteht jedoch teilweise erhebliche Rechtsunsicherheit: Hierzu wird in den folgenden Kapiteln ausführlich eingegangen.

Der Gesetzgeber weist in § 4 Abs. 2 (2c) NotSanG den jeweiligen regionalen ÄLRD die Aufgabe zu, Verfahrensanweisungen für die eigenständige Durchführung heilkundlicher Maßnahmen durch Notfallsanitäter zu erstellen. Es besteht die Gefahr, dass es zu erheblichen lokalen Unterschieden von Rettungsdienstbereich zu Rettungsdienstbereich kommt, die einen Wechsel zwischen verschiedenen Bereichen erschweren und die Rechtsunsicherheit in Einzelfällen vergrößern. Es wird daher eine bundeseinheitliche Regelung der Verfahrensanweisungen angestrebt und auf Bundesebene erfolgt gegenwärtig im Rahmen des so genannten Pyramidenprozesses unter Führung des Bundesverbandes der ÄLRD und mit Einbeziehung der Berufsverbände des Rettungsdienstfachpersonals, der Hilfsorganisationen und Feuerwehren sowie der medizinischen Fachgesellschaften eine Abstimmung der Verfahrensanweisungen (ZFR Saar, 2016).

Im Ergebnis kann somit festgehalten werden, dass es wohl zu einer Neuverteilung der Aufgaben zwischen den Berufsgruppen innerhalb der präklinischen Notfallversorgung kommt bzw. diese derzeit einsetzt. Regional bestehen wesentliche Unterschiede in der Umsetzung des NotSanG. Da die Umsetzungsprozesse bei weitem noch nicht abgeschlossen sind, lässt sich das Ergebnis der Umverteilung der Arbeitsaufgaben noch nicht absehen.

6.3 Abgrenzung der drei Berufsgruppen Rettungssanitäter, Notfallsanitäter und Notärzte seit Inkrafttreten des NotSanG

Die in zahlreichen Bundesländern neu erstellten Algorithmen zur Durchführung rettungsdienstlicher Maßnahmen differenzieren genau zwischen den Aufgaben, die den unterschiedlich qualifizierten Helfern zugewiesen werden können und dürfen. In Zukunft wird das Rettungspersonal hauptsächlich durch die drei Berufsgruppen Rettungssanitäter, Notfallsanitäter und Notärzte repräsentiert, wobei die Notfallsanitäter innerhalb dieser Hierarchie eine Mittelstellung einnehmen. Durch ihre höher qualifizierende Ausbildung und die damit verbundene

Berechtigung invasive und heilkundliche Maßnahmen durchzuführen, wird der „fachliche Abstand" zu den Notärzten geringer, zu den Rettungssanitätern jedoch deutlich größer werden.

Der Bund-Länder-Ausschuss Rettungswesen hat im Februar 2019 mit einer Gegenstimme des Freistaats Bayern und der Enthaltung des Landes Berlin die „Musterverordnung über die Ausbildung und Prüfung von Rettungssanitäterinnen und Rettungssanitäter (RettSan-APrV)" verabschiedet (Die_Johanniter, 2019). Bezüglich der Ausbildung wird an dem seit 1977 bundesweit bestehenden 520-Ausbildungsstunden umfassenden Konzept festgehalten. Zu einer Verschiebung kommt es allerdings bei den Ausbildungsinhalten zugunsten der Theorieanteile: Während die praktische Ausbildung in einem Krankenhaus von 160 Stunden auf 80 Stunden gekürzt wird, wird die theoretische Ausbildung von 160 Stunden auf 240 Stunden verlängert. Weiterhin wird nunmehr eine staatliche Abschluss-prüfung für Rettungssanitäter vorgesehen. Bisher gibt es eine solche nur in einzelnen Bundesländern. Die Abschlussprüfung soll einheitlich aus einer schriftlichen 120 Minuten dauernden Aufsichtsarbeit sowie einer praktischen Prüfung bestehen. Besitzstandswahrend wird eine abgeschlossene Rettungs-sanitäter-Ausbildung anerkannt.

Aufgrund der Zuständigkeit der Länder bleibt abzuwarten, ob die neue Musterverordnung in den Bundesländern umgesetzt werden wird. Angesichts der Tatsache, dass die Besatzung eines RTW aus einem Rettungssanitäter und einen Notfallsanitäter besteht, wäre es wünschenswert gewesen, die seit 1977 auf 520 Stunden angesetzte Rettungssanitäter-Ausbildung deutlich zu ver-längern. Bei einem Notfall kann ein Notfallsanitäter nicht gleichzeitig einen Patienten nach seinen aktuellen Beschwerden und seiner Vorgeschichte befragen, Notfallmedikamente vorbereiten und sich ggf. auch noch um einen zweiten oder gar dritten Patienten kümmern. Deshalb war und ist der Rettungssanitäter gleichfalls gefordert. Hätte man sich wenigstens zu einer einjährigen Ausbildung durchringen können, könnte eher von einer echten Verbesserung gesprochen werden (Anon., 2019).

6.4 Kompetenzübertragung auf Notfallsanitäter durch den ÄLRD

Das NotSanG weist dem ÄLRD auch die Freigabe von heilkundlichen Maßnah-men zur Durchführung durch Notfallsanitäter in einem bestimmten Rettungs-dienstbezirk zu (Vgl. § 4 Abs. 2 Nr. 2 Buchst. c) NotSanG). Das diesbezügliche Rechtskonstrukt ist bemerkenswert, weil das NotSanG als Bundesgesetz eine Aufgabenzuweisung auf eine funktionstragende Person (ÄLRD) vornimmt, die erst durch ein Landesgesetz (Rettungsdienstgesetz) zu schaffen sein wird, und die Aufgabenzuweisungen an die entsprechenden funktionstragenden Personen auch erst durch das Landesgesetz erfolgen können.

Nach Ansicht des Verfassers sind in diesem Zusammenhang Rechtsstreite zivil-rechtlicher Natur und auch Strafprozesse geradezu vorprogrammiert. Zwar wäre es im Rahmen der föderalistischen Aufgabenverteilung zwischen dem Bund und den Ländern nicht möglich gewesen, im NotSanG eine klare Aufgabenzuweisung bezüglich heilkundlicher Aufgaben an die Notfallsanitäter vorzunehmen, man hätte jedoch – z. B. auf der Ebene der Innenministerkonferenz – eine einheitliche Lösung im Rahmen der Landesrettungsdienstgesetze anstreben und den ÄLRD lediglich die Aufsicht über den Vollzug übertragen können. Schließlich ist das Amt des ÄLRD Teil der Exekutive und somit nicht dazu berufen, legislative Aus-gestaltungen anstelle des Landesgesetzgebers vorzunehmen.

Die formelle Delegation der sogenannten „2c-Maßnahmen" erfolgt beispiels-weise in Bayern nur sehr zögerlich. Obwohl die Maßnahmen von den ÄLRD bayernweit einvernehmlich verabschiedet wurden, ist dem Verfasser bisher kein Einzelfall einer formellen Delegation von standardisierten heilkundlichen Maß-nahmen bekannt geworden. Über einen Katalog der delegierbaren Leistungen hinaus existiert in Bayern eine sehr detaillierte Arbeitsanweisung des Bayerischen Staatsministeriums des Inneren und für Integration in Form der „Präambel zu den Algorithmen für die Delegation heilkundlicher Maßnahmen und Medikamentengaben durch die ÄLRD an die in Bayern tätigen Notfallsanitäter" (ÄRLD Bayern, 2018). Dort wird einerseits das Bundesrecht (§ 4 NotSanG) bestätigt und andererseits sehr restriktiv zur Anwendung gebracht.

Die Auslegung der bayerischen Vorschriften stimmt derzeit nicht in allen Dienstbezirken der einzelnen ÄLRD überein. Einheitlich scheint nur die Tatsache zu sein, dass das Bayerische Innenministerium den ÄLRD keinen Freiraum zur Übertragung einzelner heilkundlicher Aufgaben an Notfallsanitäter lässt, die über die ministeriellen Vorgaben hinausgehen. Regionale Besonderheiten wie z.B. ein topographisch bedingtes Überschreiten der Hilfsfristen bzw. des Eintreffens der Notärzte an den Einsatzstellen kann somit nicht von den zuständigen regionalen ÄLRD kompensiert werden, indem sie die Handlungskompetenz ihrer Notfallsanitäter erweitern und die zusätzlich erforderlichen Maßnahmen dann auch schulen und deren Beherrschung überprüfen. Dies ist sehr zu bedauern, weil die nunmehr geschaffene Rechtsgrundlage für eine effizientere Patientenversorgung nicht ausgeschöpft wird und deshalb ein früherer Beginn einer effizienten Therapie durch den Notfallsanitäter nicht erfolgt.

Andere Bundesländer, wie z. B. Hessen, haben hier das Problem besser erkannt und den ÄLRD mehr Entscheidungskompetenz bei Kenntnis der regionalen Besonderheiten und der untergebenen Notfallsanitäter eingeräumt. Das Grundgesetz für die Bundesrepublik Deutschland kennt den Begriff der gleichwertigen Lebensverhältnisse im Bundesgebiet. Durch ihrer Verankerung im Art. 72 Abs. 2 GG stellen sie ein Staatsziel dar und gehören zur zentralen Leitvorstellung des Bundes und der Länder. Dieses zentale Ziel zeigt, dass auch im medizinischen Bereich Einheitlichkeit gewollt ist. In Anbetracht der Tatsache, dass in einem Bundesland einem lebensgefährlich erkrankten bzw. verletzten Patienten bereits vor dem Eintreffen des Notarztes durch den Notfallsanitäter geholfen werden kann und im anderem Bundesland nur unter Inanspruchnahme der sogenannten Notkompetenz gem. § 34 StGB eine Rechtfertigung möglich ist, besteht offensichtlich noch erheblicher Handlungsbedarf zur Herstellung der im Grundgesetz als Ziel gesetzen Gleichwertigkeit der Lebensverhältnisse.

Notfallsanitäter sind nun grundsätzlich unter bestimmten Voraussetzungen befugt, invasive bzw. heilkundliche Maßnahmen durchzuführen, d.h. Maßnahmen, die, die körperliche Unversehrtheit des Patienten verletzen. Diese erfüllen den Straftatbestand des §§ 223, 224 StGB (der Körperverletzung und möglicherweise der gefährliche Körperverletzung durch das Verwenden des medizinischen „Werkzeugs") und bedürfen daher regelmäßig der Rechtfertigung (Müssig, 2015).

Hierfür kommt schließlich § 34 StGB in Betracht. Dieser begründet als Rechtfertigungsgrund ein Eingriffsrecht und damit eine Duldungsplicht desjenigen, in dessen Rechtsgut eingegriffen werde. Das Grundprinzip des § 34 StGB ist, dass weder Rechtsnormen oder die von ihnen geschützen Rechtsgüter um jeden Preis durchgesetzt bzw. gewahrt werden können, denn es gibt Ausnahmesituationen, in denen ein Verstoß gegen eine Norm die einizige Möglichkeit ist, einen drohenden Schaden abzuwenden. (MüKoStGB, 2017)

Für die Begründung der Duldungspflicht muss auf die Solidarität zurückgegriffen werden. Das heißt gegen eine nach § 34 StGB gerechtfertigte Notstands-handlung kann der davon Betroffene daher weder Notwehr üben, noch kann er sich seinerseits auf § 34 StGB berufen (Schönke/Schröder, 2019)

Die Voraussetzung des § 34 StGB ist zunächst das Bestehen einer Notstandslage. Verlangt wird eine gegenwärtige Gefahr für ein beliebiges Rechtsgut des Notstandstäters oder eines Dritten. Bei heilkundlichen Maß-nahmen ist dies meist die gegenwärtige Gefahr für die Gesundheit eines Patienten. Für die Notstandshandlung wird vorausgesetzt, dass die Gefahr nicht anders abwendbar ist. Die zentrale und zumeist schwierigste Voraussetzung des § 34 StGB ist die umfassende Interessensabwägung (MüKoStGB, 2017).

Dabei ist zu beachten, dass es nicht abwägungsfähige Rechtsgüter gibt. „Leben kann nicht gegen Leben abgewogen werden!". (MüKoStGB, 2017).

Über die Maßnahmen hinaus, welche auch schon vor Einführung des NotSanG von Rettungsassistentinnen und Rettungsassistenten durchgeführt wurden und auch damals schon den Straftatbestand der Körperverletzung (§§ 223 ff. StGB) erfüllt haben, sind die Notfallsanitäter nun auch befugt, heilkundliche Maß-nahmen durchzuführen, die grundsätzlich Ärzten vorbehalten sind. Diese Ausübung der Heilkunde durch eine nicht-ärztliche Person bedarf ebenfalls einer Rechtfertigung, insbesondere der des rechtfertigenden Notstands gem. § 34

StGB. Dies bedeutet also, dass Eingriffe durch die Notfallsanitäter grundsätzlich einer doppelten Rechtfertigung bedürfen (Hochstein, 2018).

Man kann davon ausgehen, dass die durch Notfallsanitäter oder Rettungs-assistenten verursachte Körperverletzung des Patienten bei Rettungsmaß-nahmen durch die tatsächliche oder mutmaßliche Einwilligung der Patienten gerechtfertigt wird. Es stellt sich seit Einführung des Notfallsanitätergesetzes aber vor allem die Frage nach der Rechtfertigung für heilkundliche Maßnahmen. Beispielsweise stellt die Gabe von Opioiden zur Schmerzstillung (Anlage III zu § 1 Abs. 1 BtMG) zweifelsfrei den Straftatbestand des § 224 Abs. 1 Nr. 1 StGB dar, d.h. die gefährliche Körperverletzung durch Beibringung von Gift oder anderen gesundheitsschädlichen Stoffen, aber auch die unerlaubte Verabreichung von Betäubungsmitteln gemäß §§ 29 Abs. 1 S. 1 Nr. 6 Buchstabe b) 1. Alt., 29 Abs. 4, 13 Abs. 1 BtMG dar (Fehn, 2017).

Eine Einwilligung des Patienten als Rechtfertigungsgrund für die Verabreichung von Betäubungsmitteln ist schon daher schwierig, da das Betäubungs-mittelgesetz nicht den Einzelnen sondern die Volksgesundheit schützt. Es dient dem Erhalt des Allgemeinguts der menschlichen Gesundheit, dem Jugend-schutz, der Verhinderung von Drogenhandel und der Abwehr von Gefahren für die Allgemeinheit (Zipper, 2019). Das heißt für den Einzelnen, dass keine Einwilligung in eine strafbare Handlung nach dem BtMG möglich ist. Als Rechtfertigung bleibt schließlich nur § 34 StGB (Fehn, 2017).

Problematisch ist zunächst, dass es oftmals leichtere Schmerzmedikamente zur Beherrschung eines Schmerznotfalls geben wird, welche nicht unter die Anlage III zu § 1 Abs. 1 BtMG fallen. Bei der Rechtfertigung von Notfallsanitätern muss jedoch stets der Wille des Gesetzgebers beachtet werden, der die bestmögliche Versorgung des Patienten fordert. In den Erläuterungen zum Gesetzentwurf des NotSanG (Deutscher Bundestag, 2012) wird ausdrücklich darauf hingewiesen, dass sich die Gesetzeskompetenz des Bundes auf die Zulassung zum Beruf Notfallsanitäter beschränkt und und das NotSanG nicht die Berufsausübung regelt. Die Beschreibungen der Ausbildungsziele sollen jedoch als Auslegungs-hilfe für die Fälle des rechtfertigenden Notstandes dienen (Deutscher Bundestag, 2012).

Für die Verabreichung von Betäubungsmitteln durch Notfallsanitäter bedeutet dies, dass durch Freigabe gem. § 4 Abs. 2 Nr. 2 Buchstabe c) NotSanG in Verbindung mit § 13 Abs. 1 BtMG diese Maßnahme von Notfallsanitäter in jedem Fall dann zulässig ist, wenn zuvor eine Delegation durch den ärztlichen Leiter Rettungsdienst stattgefunden hat. Nun handelt der Notfallsanitäter nicht mehr eigenständig sondern gemäß Anweisung des Arztes hin und damit im Rahmen einer ärztlichen Behandlung, was § 13 Abs. 1 BtMG entspricht. Demzufolge sind alle Verabreichungen von opioidhaltigen Medikamenten durch Notfallsanitäter nach der Rechtslage des § 13 BtMG i.V.m. § 4 Abs. 2 Nr.2 Buchstabe c) NotSanG zulässig, wenn es zuvor eine entsprechende Freigabe durch einen ärztlichen Leiter Rettungsdienst gab (Fehn, 2017).

Wie ist aber die Rechtslage, wenn keine Freigabe durch einen Arzt vorliegt, beispielsweise wenn der Notfallsanitäter vor dem Arzt am Unfallort eintrifft? Nun ist zunächst der objektive Tatbestand des § 29 Abs. 1 S. 1 Nr. 6 BtMG erfüllt. Ein rechtfertigender Notstand kommt gemäß § 34 StGB in Betracht, wenn der Notfallsanitäter ein höherwertiges Rechtsgut bewahren will, als das welches § 29 BtMG schützt, d.h. wenn bei Abwägung der widerstreitenden Interessen das geschützte Interesse das beeinträchtigte überwiegt.

Das Leben und die Gesundheit überwiegen im Einzelfall das vom BtMG geschützte, oben bereits näher bezeichnete Allgemeingut der Volksgesundheit. Darüber hinaus ergibt sich für den Notfallsanitäter durch die Schutzpflicht gegenüber dem Schmerzpatienten auch eine Garantenstellung gemäß § 13 Abs. 1 StGB und ihm erwächst sogar eine strafrechtliche Pflicht zu handeln. Selbst wenn man aus anderern Gründen eine Garantenstellung ablehnt, bleibt der Straftatbestand der unterlassenen Hilfeleistung aus § 323 c StGB bestehen.

Ist die Verabreichung des Betäubungsmittels tatsächlich notwendig, dann ist der Notfallsanitäter zweifelsfrei gem. § 34 StGB gerechtfertigt. Probleme entstehen aber insbesondere dann, wenn die Verabreichung des Medikaments aus Anlage III zu § 1 Abs. 1 BtMG überhaupt nicht notwendig war. Geht der Notfallsanitäter davon aus, dass die Verabreichung notwendig war, dann liegt ein sogenannter Erlaubnistatbestandsirrtum vor, der nach § 16 StGB zu behandeln ist. Anschließend ist zu prüfen, ob der Irrtum vermeidbar war. Bei einem unvermeidbaren Irrtum bleibt der Notfallsanitäter straffrei, bei einem vermeidbaren Irrtum kommt jedoch eine Strafbarkeit wegen fahrlässigen Handelns in Betracht (§ 16 Abs. 1 S. 2 StGB analog i.V.m. § 29 Abs. 4, Abs. 1 S.1 Nr. 6 Buchstabe b) BtMG).

Damit steht fest, dass die Strafbarkeit von Maßnahmen eines Notfallsanitäters in besonderem Maße von zufälligen Gegebenheiten abhängen kann, wie beispielsweise einer tatbestandsauschließenden Freigabe durch einen Arzt. Dies bedeutet letztlich, dass die Strafbarkeit davon abhängen kann, ob der Arzt rechtzeitig am Unfallort ist, um die Medikamentenverabreichung für die Notfallsanitäter freizugeben.

Daher ist es umso schwerwiegender, wenn teilweise in Empfehlungen der ärztlichen Leiter Rettungsdienste der jeweiligen Bundesländer von einer sogenannten „Gestattung" der Verabreichung von Medikamenten aus dem BtMG gesprochen wird. Eine solche Formulierung findet sich beispielsweise in den saarländischen Verfahrensanweisungen für Notfallsanitäter (ZFR Saar, 2016).

Weder einem Notfallsanitäter noch einem Rettungsassistenten kann es durch einen ärztlichen Leiter Rettungsdienst „gestattet" sein, eigenständig eine gefährliche Körperverletzung i.S.d. § 224 Abs. 1 Nr. 1 StGB und einen Tatbestand nach dem BtMG zu verwirklichen. Dies kann wie oben aufgeführt nur gesetzlich durch einen rechtfertigenden Notstand i.S.d. § 34 StGB gerechtfertigt werden. Eine andere Rechtsauffassung der ärztlichen Verbände ist grob falsch und kann schwerwiegende Folgen für die betreffenden NFS nach sich ziehen. Daher kann nur auf eine dringende Änderung dieser Verfahrensanweisungen durch die Träger hingewiesen werden.

Es scheint mehr als nur geboten, gerade in Anbetracht des Schutzes von Leben und Gesundheit von Notfallpatienten, eine Regelung zur Schaffung von mehr Rechtssicherheit für Notfallsanitäter und Notfallsanitäterinnen anzustreben (Fehn, 2017).

7 Zusammenfassung

Einleitung: Das im Jahr 2014 in Kraft getretene Notfallsanitäter-Gesetz (NotSanG) beschreibt mit bundesweiter Gültigkeit die Ausbildung der Berufssanitäter neu, während die Aufgabenzuweisungen bei den Landesgesetzgebern verbleiben. Invasive und heilkundliche Eingriffe werden seitdem in der Ausbildung unterrichtet, die tatsächliche Kompetenzzuweisung verbleibt jedoch bei den 16 Bundesländern, welche in den Landesrettungsdienstgesetzen die Aufgabenverteilung zwischen Notärzten, Notfallsanitätern und Rettungssanitätern festlegen. Das Ziel der vorliegenden Arbeit war es, in dieser relativ frühen Phase nach dem Inkrafttreten des NotSanG den Sachstand zur aktuellen Umsetzung des Gesetzes in die Praxis zu ermitteln.

Material und Methode: In Form einer Literaturauswertung wurde zunächst die historische Entwicklung der präklinischen Notfallmedizin in Deutschland und der mit deren Ausführung betrauten Berufe beschrieben. Die Darstellung der Umsetzung des NotSanG erfolgte anhand eines Rechtsvergleichs der Landesrettungsdienstgesetze aller Bundesländer. Im Rahmen einer Befragung von Angehörigen der Rettungsfachberufe wurde zusätzlich u.a. deren Einschätzung der Auswirkungen des NotSanG erfragt.

Ergebnisse: Die Befragung von 75 Personen, die in einem Rettungsfachberuf tätig sind, ergab, dass 46,7% der Probanden Veränderungen ihrer Tätigkeit seit der Einführung des NotSanG erkannten, 89% regelmäßig mindestens 30 Fortbildungsstunden p.a. belegten und 33,7% eine umfangreiche Weiterbildung planten. Die Ergebnisse wichen bei der Differenzierung unter den drei Berufsgruppen Rettungssanitäter, Rettungsassistent und Notfallsanitäter voneinander ab.

Das Konstrukt aus der Vorgabe der Ausbildungsinhalte durch den Bund und die Übertragung der tatsächlichen Kompetenzen auf die Landesgesetzgeber führt zu nicht unerheblichen Ungleichheiten bei der präklinischen Notfallversorgung durch Notfallsanitäter in den einzelnen Bundesländern sowie zu erheblicher Rechtsunsicherheit der betroffenen tätigen Berufsangehörigen.

Bisher sind nur wenige gerichtliche Entscheidungen zu dem Themenkreis des Berufsbildes des Notfallsanitäters veröffentlicht worden. Eine vom Bundesverfassungsgericht 2015 nicht zur Entscheidung angenommene Beschwerde rügte die Übergangsvorschrift des § 32 NotSanG, welche für Rettungsassistenten zur Erlangung der neuen Berufsbezeichnung mindestens das Ablegen einer staatlichen Ergänzungsprüfung vorsieht. Die Entwicklung der Rechtsprechung zu Fragen der heilkundlichen Tätigkeit von Notfallsanitätern bleibt abzuwarten.

Schlussfolgerungen: Während die erste staatliche Regelung zum nichtärztlichen Rettungspersonal auf der Ebene des Bund-Länderausschusses Rettungsdienst im Jahr 1977 eine Ausbildungsdauer von 520 Stunden für Rettungssanitäter vorsah und diese im Rahmen von Landesregularien auch umgesetzt wurde, wurde im Jahr 1989 auf Bundesebene der Beruf des Rettungsassistenten eingeführt und die Ausbildung für diesen neuen Beruf mit einer zweijährigen Ausbildung geregelt. Mit dem Notfallsanitätergesetz wurde im Jahr 2014 ein Beruf geschaffen, der mit einer drei Jahre dauernden Ausbildung und den damit verbundenen Erweiterungen der Fähigkeiten der so ausgebildeten Sanitäter beschreibt. Dadurch ist eine erhebliche Verbesserung der präklinischen Notfallmedizin zum Nutzen der Bevölkerung zu vermuten. Gehemmt wird die Weiterentwicklung allerdings sehr stark durch die teilweise sehr restriktiven Tätigkeitsbeschreibungen und Vorschriften der einzelnen Bundesländer, wobei jedoch einige Länder den Notfallsanitätern grundsätzlich auch jeweils abschließend gelistete heilkundliche Aufgaben zur eigenständigen Durchführung zugewiesen haben. Die ohnehin personell knappen Notarztressourcen werden dadurch entlastet.

8 Summary

Introduction: The Emergency Paramedics Law (NotSanG), which came into force in 2014, redefined the training of professional paramedics throughout Germany, while the task assignments remained at the federal state legislations. Since then, invasive and curative medical interventions are taught during education, but the 16 German federal states are responsible for the allocation of competence and they distribute the tasks over emergency doctors, paramedics and emergency medical technicians by means of their individual state laws. The objective of this study was to overview the transformation of the NotSanG into practice in this relatively early phase following enactment.

Material and method: Initially the historical development of the German preclinical emergency medicine and its entrusted professions were described by means of a literature evaluation. The transformation of the NotSanG into practice was comprehended by comparing the relevant laws of all German federal states. Additionally a survey of emergency medical professionals was conducted to learn their assessment of the impact of the NotSanG.

Results: The survey of 75 emergency medical professionals showed that 46,7% of them recognize changes in their occupation since the introduction of the NotSanG, 89% regularly attend at least 30 training hours p.a. and 33,7% plan extensive further training. The results differ depending on three education degrees from emergency medical technicians to full-trained paramedics.

Splitting the legal requirements of education contents to the federal government on the one side and the transfer of actual competences to the federal states on the other side substantially dispairs the preclinical emergency care by paramedics in the 16 German states and leads to considerable legal uncertainty by the medical professionals involved.

Up to now, limited court decisions have been published on the subject of paramedics according to the NotSanG. In 2015 the Federal Constitutional Court refused a complaint about the transitional provision of § 32 NotSanG, which requests that rescue assistents have to pass at least a supplementary state examination in order to obtain the new title as paramedic according to the NotSanG. It remains to be seen how the jurisdiction will decide upon isssues concerning the medical work of paramedics.

Conclusions: In 1977, the National and Regional Committee of Rescue Service decided the first state regulation on nonmedical rescue personal: It provided for an educational period of 520 hours for paramedics and this regulation had been transposed into the federal states' laws. In 1989 the occupational profile of rescue assistants with a two-year education was created at the federal level. Eventually the NotSanG of 2014 describes a new paramedic profession which comprises a 3-year training period with extended skills. This suggests a significant improvement of preclinical emergency medicine for the benefit of the community. However further development is severely hampered by the sometimes very restrictive activity profiles and regulations of the individual federal states. So far, some states have finally listed the medical tasks which may be independently initiated by paramedics. This relieves the scarce emergency doctors' resources.

9 Literaturverzeichnis

1. ÄApprO (2002) Approbationsordnung für Ärzte vom 27. Juni 2002 (BGBl. I S. 2405), die zuletzt durch Artikel 5 des Gesetzes vom 17. Juli 2017 (BGBl. I S. 2581) geändert wurde. https://www.gesetze-im-internet.de/_appro_2002/BJNR240500002.html [03.08.2018].

2. Adams HA, Krettek C, Lange C, Unger C (2014) Patientenversorgung im Großschadens- und Katastrophenfall. Medizinische, organisatorische und technische Herausforderungen jenseits der Individualmedizin. Deutscher Ärzte-Verlag, Köln.

3. Afflerbach C, Böhm B, Christansen I, Fischer D, Fischer L, Fritsch J, et al. (2017) Behandlungspfade und Standarbeitsanweisungen für den Rettungsdienst. www.agsan.de/files/BPR_SAA_Vollstaendig_2018.pdf [08.08.2018].

4. agtn (2018) Verfahrensanweisungen für den Thüringer Rettungsdienst. Verfahrensanweisungen für den Thüringer Rettungsdienst. Version 2018/2019. [13.01.2019].

5. Alexi R, Blau J, Büttner J, Krakowka B, Lenz W, Merbs R, Wranze-Bielefeld E (2018) Algorithmen zur Notfallversorgung. Lehrmeinung für die Notfallsanitäter-Ausbildung an den hessischen Rettungsdienstschulen Im Auftrag und mit freundlicher Unterstützung des Hessischen Ministerium für Soziales und Integration. https://rettungsdienstschule-gelnhausen.de [08.08.2018].

6. ÄLRD Bayern (2018a) Algorithmen 2c NotSan. http://www.aelrd-bayern.de/index.php?option=com_content&view=article&id=268&Itemid=566 [15.10.2018].

7. ÄLRD Bayern (2018b) Zu erlernende und beherrschende Medikamente wenn ein lebensgefährlicher Zustand vorliegt oder wesentliche Folgeschäden zu erwarten sind (NotSanG § 4 Abs. 2 Nr. 1 c). www.aelrd-bayern.de/images/stories/pdf/notsan/Medikamente_NotSan_ 20-04-2018.pdf [15.10.2018].

8. ÄLRD-RLP (2011) Standard Operation Procedures. http://rettungsdienst-rlp.de/index.php/infos-der-aelrd [12.08.2018].

9. ÄRLD Bayern (2018) Präambel zu den Algorithmen für die Delegation heilkundlicher Maßnahmen und Medikamentengaben durch die ÄLRD an die in Bayern tätigen Notfallsanitäter (Stand 15.03.2018) www.aelrd-bayern.de/images/stories/pdf/.../Praeambel_2c_NotSan_15-03-2018.pdf [13.04.2019].

10. AVBayRDG (2010) Verordnung zur Ausführung des Bayerischen Rettungsdienstgesetzes (AVBayRDG) vom 30. November 2010 (GVBl. S. 786), BayRS 215-5-1-5-I). http://www.gesetze-bayern.de/ Content/Document/BayAVRDG. [03.08.2017].

11. BÄK (2008) Gesundheitspolitische Leitsätze der Ärzteschaft – Ulmer Papier – Beschluss des 111. Deutschen Ärztetages 2008. https://www.bundesaerztekammer.de/aerztetag/aerztetage-der-vorjahre/111-daet-2008-in-ulm/ulmer-papier/ [13.04.2019].

12. BÄK (2011) Empfehlungen der Bundesärztekammer zur Qualifikation Leitender Notarzt. https://www.bundesaerztekammer.de/aerzte/ versorgung/notfallmedizin/leitender-notarzt/ [07.10.2018].

13. BÄK (2015) Musterweiterbildungsordnung der BÄK 2003 i.d.F.v. 23.10.2015. www.bundesaerztekammer.de/fileadmin/user_upload/ downloads/pdf-Ordner/Weiterbildung/MWBO.pdf [10.08.2018].

14. BÄK (2017) Notarzt. https://www.bundesaerztekammer.de/ aerzte/versorgung/notfallmedizin/notarzt/ [05.08.2017].

15. BÄK, KBV (2017) Physician Assistant – Ein neuer Beruf im deutschen Gesundheitswesen. Bundesärztekammer und Kassenärztliche Bundesvereinigung, Berlin.

16. BAND e.V. (2017) Bundesvereinigung der Arbeitsgemeinschaften der Notärzte e.V. http://www.band-online.de/imageordner/_7063.html, [17.06.2017].

17. Barz U, Krahl S, Behringer T, Braun J, Fischer M, et al. (2018) Handlungsempfehlungen NotSan BaWü. Version 3.0 Juli 2018. Ministerium für Soziales und Integration Baden-Württemberg.

18. BayILSG (2012) Gesetz über die Errichtung und den Betrieb Integrierter Leitstellen (ILSG) vom 25. Juli 2002 (GVBl. S. 318, BayRS 215-6-1-I), das zuletzt durch Art. 39b Abs. 10 des Gesetzes vom 15. Mai 2018 (GVBl. S. 230) geändert worden ist. http://www.gesetze-bayern.de/Content/Document/BayILSG [13.08.2018].

19. BayRDG (2008) Bayerisches Rettungsdienstgesetz (BayRDG) vom 22. Juli 2008 (GVBl. S. 429, BayRS 215-5-1-I). http://www.gesetze-bayern.de/Content/Document/BayRDG [11.11. 2018].

20. BayRDG (2016) Gesetz zur Änderung des Bayerischen Rettungsdienstgesetzes und der Verordnung zur Ausführung des Bayerischen Rettungsdienstgesetzes vom 8. März 2016. GVBl. 2016 S. 30. https://www.verkuendung-bayern.de/gvbl/2016-30/ [15.11.2018].

21. BbgRettG (2008) Gesetz über den Rettungsdienst im Land Brandenburg von 14. Juli 2008 (GVBl,I/08, [Nr. 10], S. 186, geändert durch Artikel 1 des Gesetzes vom 18. Dezember 2018 (GVBl.I/18, [Nr. 36.] http://bravors.brandenburg.de/gesetze/bbgrettg [06.01.2019].

22. BBiG (2015) Berufsbildungsgesetz vom 23. März 2005 (BGBl. I S. 931) [09.07.2018].

23. Bens D, Lipp R (2014) Notfallsanitätergesetz. Herausforderungen und Chancen. Stumpf + Kossendey-Verlag, Edewecht.

24. Berliner Feuerwehr (2017) Handlungsanweisungen Notfallrettung. Stand: 06.12.2017 https://fragdenstaat.de/files/foi/.../Notfallrettung20SOP20-20Stand20201712062.pdf [23.05.2018].

25. BremHilfeG (2016) Bremisches Hilfeleistungsgesetz vom 30.06.2016 (Brem.GBl. S. 149, 156) [08.08.2018].

26. BRK (2018) Notfallsanitäter. Bildungszentrum und Berufsfachschule für Notfallsanitäter Nürnberg des BRK (Bayerisches Rotes Kreuz). https://notsan-schule.brk.de/notsan [09.11.2018].

27. Bundesverfassungsgericht (2015) Verfahren über die Verfassungsbeschwerde des Herrn G. gegen § 30 und § 32 Absatz 2 des Notfallsanitätergesetzes (NotSanG) vom 22. Mai 2013 (BGBl I S. 1348 f.). Beschluss vom 10. Juli 2015 – 1 BvR 2853/13. https://www.bundesverfassungsgericht.de/SharedDocs/Entscheidung en/DE/2015/07/rk20150710_1bvr285313.html [10.02.2019].

28. BV-ÄLRD (2018) Homepage des Berufsverbandes Ärztlicher Leiter Rettungsdienst Deutschland e.V. https://www.bv-aelrd.de/ [13.08.2018].

29. DBRD (2015) Weiterhin erhebliche Probleme in NRW bei der Umsetzung des NotSanG. https://www.dbrd.de/index.php/aktuelles/269-weiterhin-erhebliche-probleme-in-nrw-bei-der-umsetzung-des-notsang.html [23.11.2018].

30. DBRD (2018) Homepage des Deutschen Berufsverbandes Rettungsdienst e.V. https://dbrd.de/ [04.11.2018].

31. DBRD (2019) Zertifizierte Kurse. https://www.dbrd.de/ leistung-/leistungen/kurse [06.03.2019].

32. Deutscher Bundestag (2007) Dem Beruf des Rettungsassistenten eine Zukunftsperspektive geben – Das Rettungsassistentengesetz novel-lieren. Dip21.bundestag.de/dip21/btd/16/067/1606798.pdf [17.09.2018].

33. Deutscher Bundestag (2012) Entwurf eines Gesetzes über den Beruf der Notfallsanitäterin und des Notfallsanitäters sowie zur Änderung weiterer Vorschriften. Drucksache 17/11689 vom 28.11.2012. dipbt.bundestag.de/-/dip21/btd/17/116/1711689.pdf [12.04.2019].

34. DGPA (2019) Berufsbild PA. Das PA Studium. Deutsche Gesellschaft für Physician Assistants e.V. https://www.pa-deutschland.de/berufsbild-pa [13.04.2019].

35. Die_Johanniter (2019) Neue Empfehlungen zur Rettungssanitäter-ausbildung. https://www.johanniter.de/kurse/beruf-und-einsatz/johanniter-bildungsstaetten/hannover/aktuelles/archiv-2019/neue-empfehlungen-zur-rettungssanitaeterausbildung/ [01.05.2019].

36. Dierbach H (2015) Die ersten Notfallsanitäter sind im Einsatz: Wie ändert dies die Zusammenarbeit im Rettungsdienst? https://deutsch.Medscape.com/artikelansicht/4903709 [08.08.2018].

37. Dittmar C (2016) Die Ausbildung der vorprofessionellen Helferinnen und Helfer im Rahmen der präklinischen Notfallmedizin. Masterarbeit zur Erlangung des Master in Health and Medical Management (MHMM) an der Friedrich-Alexander-Universität Erlangen-Nürnberg (FAU).

38. Dreist W (1940) Sanitäts–ABC. Leitfaden für die Ausbildung im Sanitätsdienst. Verlag E. S. Mittler & Sohn, Berlin.

39. DRK (2018) Wochenendfachlehrgang RH und RS. https://www.bildungsinstitut-rlp.drk.de/bildungsangebote/?tx_mmkurse-campus_pi1%5Blehrgang%5D=VED_PXEG15P5TZYHVKJHQ180806.115827 [17.11.2018].

40. DRK-Bildungszentrum Rheinland-Pfalz (2017) http://www.bildungs-institut-rlp.drk.de/bildungsangebote/?tx_mmkursecampus_pi1%5Blehrgang%5D=VED_FDF1Z78UHF1IRD3WB160601.150518. (Stand: 04.09.2017).

41. Enke K, Flemming A, Hündorf HP, Knacke PG, Lipp R, Rupp P (2015) Lehrbuch für präklinische Notfallmedizin. Band LPN 2: Berufskunde und Einsatztaktik. Stumpf + Kossendey-Verlag, Edewecht.Erb, V (2017) Münchner Kommentar zum StGB, München

42. Erb V (2017) §§ 32-34: Notwehr, Notwehrüberschreitung und rechtfertigender Notstand in: Münchener Kommentar zum StGB, Band 1. Beck, München.

43. Fehn K (2017) Analgesie mit opioidhaltigen Arzneimitteln durch Notfallsanitäter unter der Geltung des Notfallsanitätergesetzes Medizinrecht **35**, 453-459.

44. GG (1949) „Grundgesetz für die Bundesrepublik Deutschland in der im Bundesgesetzblatt Teil III, Gliederungsnummer 100-1, veröffentlichten bereinigten Fassung, das zuletzt durch Artikel 1 des Gesetzes vom 13. Juli 2017 (BGBl. I S. 2347) geändert worden ist" [11.10.2018].

45. Gorgaß B, Ahnefeld FW (1980) Der Rettungssanitäter. Ausbildung und Fortbildung. Springer-Verlag, Berlin, Heidelberg, New York.

46. Gorgaß B, Ahnefeld FW (1989) Rettungsassistent und Rettungssanitäter. Springer-Verlag, Berlin, Heidelberg, New York.

47. Gorgaß B, Ahnefeld FW, Rossi R, Lippert HD, Krell W, Weber G (2007) Rettungsassistent und Rettungssanitäter. Springer-Verlag, Berlin, Heidelberg, New York.

48. Guth E (1990) Sanitätswesen im Zweiten Weltkrieg. Herford, Bonn.

49. Heil/GesBerZustV BW (2008) Heilberufe- und Gesundheitsfachberufe-Zuständigkeitsverordnung vom 28. April 2008, GBl. 341, 342.

50. Heilberufe- und Gesundheitsfachberufe-Zuständigkeitsverordnung-BW (2018) http://www.landesrecht-bw.de/jportal/?quelle=jlink&query= Heil%2FgesBerZustV+BW&psml=bsbawueprod.psml&max=true&aiz =true (Stand: 08.08.18).

51. HEMS Academy (2018) Medizinisches Training. https://www.hems-academy.de/medizinisches-training.html [06.08.2018].

52. HmbRDG (1992) Hamburgisches Rettungsdienstgesetz vom 09.06.1992. HmbGVBl. 1992, S. 117. Zuletzt geändert durch Artikel 3 des Gesetzes vom 18. Mai 2018. http://www.lexsoft.de/cgi-bin/lexsoft/justizportal_nrw.cgi?xid=170436,1 [08.08.2018].

53. Hochstein T (2018) Was darf der Nofallsanitäter tun? Rechtliche Kompetenzen von Notfallsanitätern. Vortrag beim Regionalverband Baden der Johanniter Unfallhilfe in Mannheim am 5.12.2018.

54. HRDG-DV (2014) Verordnung zur Änderung der Verordnung zur Durchführung des Hessischen Rettungsdienstgesetzes vom 22. Dezember 2014. GVBL. 2015 Nr. 1 S. 24 https://www.umwelt-online.de/recht/anlasi/sicher/he/z15_0024.htm [08.08.2018].

55. Kessel N (2008) Geschichte des Rettungsdienstes 1945-1990. Vom „Volk von Lebensrettern" zum Berufsbild „Rettungsassistent/in. Medizingeschichte im Kontext, Band 13. Peter Lang, Frankfurt am Main

56. Krebs A (2017) Berufsbild und psychologische Aspekte. In: Brand A, Conrad A, Drache D (Hrsg.) Rettungssanitäter. Georg Thieme-Verlag, Stuttgart, 18-30.

57. Land Hessen (2014) Rahmenlehrplan des Landes Hessen. Notfallsanitäterin / Notfallsanitäter. https://www.rddadi.de/index.php/ downloads2/filc/501-rahmenlehrplan-25-02 [15.10.2018].

58. Landtag von Baden-Württemberg (2018) Stellungnahme des Ministeriums für Inneres, Digitalisierung und Migration. Drucksache 16/4317 [27.6.2018].

59. LRDPV (2011) Verordnung über den Landesrettungsdienstplan vom 24.10.2011 (GVBl.II/11. [Nr. 64]), geändert durch Verordnung vom 21. Juli 2015 GVBl.II/15, [Nr. 35. http://bravors.brandenburg.de/verordnungen/lrdpv/4 [08.08.2018].

60. LrettDP (2014) Rettungsdienst Landesrettungsdienstplan Rheinland-Pfalz. https://mdi.rlp.de/fileadmin/isim/Unsere.../2473-Landesrettungs-dienstplan.pdf [14.08.2018].

61. Luxem J, Runggaldier K, Karutz H, Flake F (2016) Notfallsanitäter Heute, 6. Aufl. Elsevier, Urban & Fischer-Verlag, München.

62. LV ÄLRD Niedersachsen/Bremen (2017) „NUN-Algorithmen" zur Aus- und Fortbildung und als Grundlage zur Tätigkeit von Notfallsanitätern (-innen) in Niedersachsen. https://www.mi.niedersachsen.de/ [08.08.2018].

63. Ministerium des Innern und für Sport (2019) Berufe im Rettungsdienst. https://mdi.rlp.de/ar/unsere-themen/sicherheit/rettungsdienst/aus-und-fortbildung/ [18.03.2019].

64. Müssig J (2015) Stellung des ärztlichen Leiters im Rettungsdienst. Notarzt **31**, 15-18.

65. NotSan-AprV (2014) Ausbildungs- und Prüfungsverordnung für Notfallsanitäterinnen und Notfallsanitäter vom 16. Dezember 2013 (BGBl. I S. 4280), die durch Artikel 31 des Gesetzes vom 18. April 2016 (BGBl. I S. 886) geändert worden ist. https://www.gesetze-im-internet.de/notsan-aprv/BJNR428000013.html [15.01.2017].

66. NotSanG (2014) Gesetz über den Beruf der Notfallsanitäterin und des Notfallsanitäters (NotSanG) vom 22. Mai 2013 (BGBl. I S. 1348), geändert durch Art. 30 des Gesetzes vom 18. April 2016 (BGBl. I S. 886), URL: https://www.gesetze-im-internet.de/notsang/BJNR134810013.html [15.01.2017].

67. NrettDG (2007) Niedersächsisches Rettungsdienstgesetz (NrettDG) i.d.F. v. 02.10.2007, zul. Geändert durch Art. 7. Des Gesetzes v. 16.05.2018., http://www.nds-voris.de/jportal/;jsessionid=FC2AE835EBF9475C4F0BD3C2E26A6827.jp27?quelle=jlink&query=RettDG+ND&psml=bsvorisprod.psml&max=true&aiz=true#jlr-RettDGND2007V3P10. [08.08.2018].

68. o.V. (2019) Traumatologische Notfälle. Rettungsdienst **42**, 6.

69. Ostfalia (2019) Paramedic (berufsbegleitend) B.Sc. https://www.ostfalia.de/cms/de/g/studium/studienangebot/paramedic/ [18.03.2019].

70. OVG NRW (2019) Urteil vom 14. März 2019 – 14 A 3800/18. www.juris.de [10.05.2019].

71. Perron, W (2019) §§ 32-34. In: Schönke/Schröder, Strafgesetzbuch, München.

72. RDG Berlin (2016) Gesetz über den Rettungsdienst für das Land Berlin vom 8. Juli 1993. GVBl. S. 762. http://gesetze.berlin.de/jportal/?quelle=jlink&query=RettDG+BE&psml=bsbeprod.psml&max=true&aiz=true [11.8.2018].

73. RDG BW (2010) Gesetz zur Änderung des Rettungsdienstgesetzes (Rettungsdienstgesetz – RDG) in der Fassung vom 8. Februar 2010; mehrfach geändert sowie § 10b neu eingefügt durch Artikel 1 des Gesetzes vom 17. Dezember 2015 (GBl. S. 1182) [08.08.2018].

74. RDG M-V (2015) Rettungsdienstgesetz Mecklenburg-Vorpommern. GVOBl. M-V. S. 20. http://www.lexsoft.de/cgi-bin/lexsoft/justiz-portal_nrw.cgi?xid=7319280,1 [08.08.2018].

75. RettAPO (2017) Ausbildungs- und Prüfungsverordnung für Rettungssanitäterinnen und Rettungssanitäter sowie Rettungshelferinnen und Rettungshelfer (RettAPO) vom 04.12.2017 https://recht.nrw.de [08.08.2018].

76. RettAssAPrV (1989) Ausbildungs- und Prüfungsverordnung für Rettungsassistentinnen und Rettungsassistenten (RettAssAPrV) Vom 7. November 1989 (BGBl. I S. 1966). Außer Kraft am 1. Januar 2015 durch § 26 Satz 2 der Verordnung vom 16. Dezember 2013 (BGBl. I S. 4280). https://www.jurion.de/gesetze/rettassaprv/?q=RettAssAPrV&sort=1 [03.04-2017].

77. RettAssG (1989) Gesetz über den Beruf der Rettungsassistentin und des Rettungsassistenten (Rettungsassistentengesetz – RettAssG) vom 10. Juli 1989 (BGBl. I S. 1384). Außer Kraft am 31. Dezember 2014 durch Artikel 5 Satz 2 des Gesetzes vom 22. Mai 2013 (BGBl. I S. 1348). https://www.jurion.de/gesetze/rettassg. [03.04.2017].

78. RettDG RP (1991) Landesgesetz über den Rettungsdienst sowie den Notfall- und Krankentransport (Rettungsdienstgesetz – RettDG-) i.d.F. v. 22. 04.1991. http://landesrecht.rlp.de/jportal/?quelle =jlink&query=RettDG%20RP&psml=bsrlpprod.psml [10.08.2018].

79. RettG NRW (1992) Gesetz über die Notfallrettung und den Krankentransport durch Unternehmer (Rettungsgesetz NRW vom 24.November 1992, RettG NRW) [04.09.2017].

80. RettGD LSA (2012) Rettungsdienstgesetz des Landes Sachsen-Anhalt vom 18. Dezember 2012. GVBl. LSA 2012, 624. http://www.landesrecht.sachsen-anhalt.de/jportal/?quelle=jlink&query =RettDG+ST&psml=bssahprod.psml&max=true. [08.08.2018].

81. Rettungsmedizin LÄKB AG Q (2018) Standard Operating Procedures (SOP) in der Rettungsmedizin im Land Brandenburg. https://www.laekb.de/www/website/PublicNavigation/arzt/qualitaet/not fallmedizin/ [08.08.2018].

82. RiLi Berufsgesetze (2009) Bekanntmachung von Richtlinien über die wissenschaftliche Begleitung und Auswertung von Modellvorhaben nach §4 Absatz 6 Satz 3 des Ergotherapeutengesetzes, §6 Absatz 4 Satz 3 des Hebammengesetzes, §4 Absatz 6 Satz 3 des Logopädengesetzes und §9 Absatz 3 Satz 3 des Masseur- und Physiotherapeutengesetzes vom 16. November 2009. Banz 2009, S. 4052.

83. Rühlemann GA (1902) Leitfaden für den Unterricht freiwilliger Krankenträger, 13.Aufl., Berlin.

84. SächsBRKG (2004) Sächsisches Gesetz über den Brandschutz, Rettungsdienst und Katastrophenschutz vom 24. Juni 2004 (SächsGVBl. S. 245, 647), das zuletzt durch das Gesetz vom 10. August 2015 (SächsGVBl. S. 466) geändert worden ist.SächsGVBl. 2004 Nr. 9, S. 245. https://www.revosax.sachsen.de/vorschrift/4911-SaechsBRKG [08.08.2018].

85. SächsLRettDPVO (2006) Sächsische Landesrettungsdienst-planverordnung vom 5. Dezember 2006 (SächsGVBl. S. 532), die zuletzt durch die Verordnung vom 18. Dezember 2014 (SächsGVBl. 2015 S. 3) geändert worden ist. SächsGVBl. 2006 Nr. 14, S. 532 https://www.revosax.sachsen.de/vorschrift/5617-Saechsische-Landes-rettungsdienstplanverordnung [08.08.2018].

86. SGB V (1988) Sozialgesetzbuch (SGB) Fünftes Buch (V) – Gesetzliche Krankenversicherung – (Artikel 1 des Gesetzes v. 20. Dezember 1988, BGBl. I S. 2477) http://www.gesetze-im-internet.de/sgb_5/index.html [11.11.2018].

87. SHRDG (2017) Schleswig-Holsteinisches Rettungsdienstgesetz vom 28. März 2017. GVOBl. 2017, 256. http://www.gesetze-rechtsprechung.sh.juris.de/jportal/portal/t/jk5/page/bsshoprod.psml/action/portlets.jw.MainAction?p1=0&eventSubmit_doNavigate=searchInSubtreeTOC&showdoccase=1&doc.hl=0&doc.id=jlr-RettDGSH2017rahmen& doc.part=R&toc.poskey=#focuspoint [10.08.2018].

88. SHRDG-DVO (2018) Landesverordnung zur Durchführung des Schleswig-Holsteinischen Rettungsdienstgesetzes (SHRDG-DVO) vom 4. Dezember 2018. GVOBl. 2018, 830. http://www.gesetze-rechtsprechung.sh.juris.de/jportal/?quelle=jlink&query=RettDGDV+SH&psml=bsshoprod.psml&max=true [02.02.2019].

89. SrettG (1994) Gesetz Nr. 1328 – Saarländisches Rettungs-dienstgesetz (SrettG) vom 09.02.1994 i.d.F. der Bekanntmachung vom 13.01.2004 (Amtsbl. S. 170), zul. Geändert durch das Gesetz vom 25.10.2011 (Amtsbl. I S. 418). http://sl.juris.de/cgi-bin/landesrecht.py?d= http://sl.juris.de/sl/gesamt/RettDG_SL_2004.htm#RettDG_SL_2004_rahmen [10.08.2018].

90. Steininger T (2009) Die Entwicklung des Notarztwesens in der Stadt und Region München. Diss. Med., LMU München.

91. StGB (1998) Strafgesetzbuch (StGB) i.d.F.d. Bekanntmachung vom 13. November 1998 (BGBl. I S. 3322), das zuletzt durch Art. 1 des Gesetzes vom 23 Mai 2017 (BGBl. I S. 1226) geändert worden ist. Fundstelle: https://www.gesetze-im-internet.de/stgb/StGB.pdf, [16.06.2017].

92. ThürRettG (2008) Thüringer Rettungsdienstgesetz vom 16. Juli 2008. GVBl. 2008, 233. http://landesrecht.thueringen.de/jportal/ ?quelle=jlink&query=RettDG+TH&psml=bsthueprod.psml&max=true& aiz=true [15.08.2018].

93. UAG der ArGe Ärztlicher Leiter RD (2018) Algorithmen für den Rettungsdienst im Land Schleswig-Holstein gemäß §12 Abs. 2 DVO-RDG. Version 5.0.0. https://www.schleswig-holstein.de/DE/Fachinhalte/R/rettungsdienst/Downloads/rettungsdien st_EmpfehlungenBehandlungsleitlinienVersion4.html [02.02.2019].

94. Ver.Di (2018a) Homepage der Gewerkschaft Ver.Di Gesundheit und Soziales. https://gesundheit-soziales.verdi.de/ueber-uns/was-wir-wollen [13.08.2018].

95. Ver.Di (2018b) Stellungnahme der Gewerkschaft Ver.Di Landesbezirk Rheinland-Pfalz-Saarland zum Gesetz zur Änderung des Saarländischen Rettungsdienstgesetzes und weiterer Vorschriften, externe Anhörung. https://austria-forum.org/af/AustriaWiki/Rettungsdienst#cite_note-6 [20.07.2018].

96. VG Freiburg (2016) Zulassung zur Ergänzungsprüfung zum Notfallsanitäter; Vorerfahrungszeiten als ehrenamtlicher Rettungsassistent. Urteil vom 27.7.2016, 7 K 1149/15. http://lrbw.juris.de/cgi-bin/laender_-rechtsprechung/document.py?Gericht =bw&nr=21223 [12.9.2018]

97. VG Hannover (2015) Übergangsregelung nach § 32 Abs. 2 Satz 1 NotSanG. http://www.rechtsprechung.niedersachsen.de/jportal/portal/ page/bsndprod.psml?doc.id=MWRE150003498&st=null&showdoccas e=1 [17.10.2018].

98. ZFR Saar (2016) Ordner Rettungsdienstliche Grundlagen. Kapitel 4-7 Verfahrensanweisung Maßnahmen des Notfallsanitäters. https://www.zrf-saar.de [15.08.2018].

99. Zipper M (2019) Beträubungsmittelstrafrecht BtMG. http://www.anwalt-strafverteidigung.de/strafrechts-abc/#B [12.04.2019].

10 Anhang

10.1 Verzeichnis der Abkürzungen

ÄapprO	Approbationsordnung für Ärzte
ABCDE	(Schema zur Erstuntersuchung) A = Atemwege, B = Belüftung/Atmung, C = Zirkulation/Kreislauf, D = Defizite/Differentialdiagnosen, E = Evaluation/Exploration
agtn	Arbeitsgemeinschaft der in Thüringen tätigen Notärzte
ÄLRD	Ärztliche® Leiter/in Rettungsdienst
ÄLRD-RP	Ärztliche® Leiter/in Rettungsdienst bei den Regierungspräsidien
ASB	Arbeiter-Samariter-Bund
AVBayRDG	Verordnung zur Ausführung des BayRDG
B. Sc.	Bachelor of Science
BÄK	Bundesärztekammer
BAND	Bundesvereinigung der Arbeitsgemeinschaften der Notärzte e.V.
BayILSG	Bayerisches Gesetz über die Errichtung und den Betrieb integrierter Leitstellen
BayRDG	Bayerisches Rettungsdienstgesetz
BayRS	Bayerische Rechtssammlung
BayVwVfG	Bayerisches Verwaltungsverfahrensgesetz
BbgRettG	Gesetz über den Rettungsdienst im Land Brandenburg
BbiG	Berufsbildungsgesetz
BGB	Bürgerliches Gesetzbuch

BGBl	Bundesgesetzblatt
BLÄK	Bayerische Landesärztekammer
BremHilfeG	Bremer Hilfeleistungsgesetz
BRK	Bayerisches Rotes Kreuz
BtMG	Betäubungsmittelgesetz
BV-ÄLRD	Bundesverband Ärztlicher Leiter Rettungsdienst
BVRD	Berufsverband für den Rettungsdienst
BW	Baden-Württemberg
DBRD	Deutscher Berufsverband Rettungsdienst
DLRG	Deutsche Lebensrettungsgesellschaft
DRK	Deutsches Rotes Kreuz
FAU	Friedrich-Alexander-Universität Erlangen-Nürnberg
GG	Grundgesetz
GKV	Gesetzliche Krankenkasse
GVBl	Gesetz- und Verordnungsblatt
Heil/GesBer-ZustV	Heilberufe- und Gesundheitsfachberufe-Zuständigkeitsverordnung
HeilprG	Heilpraktikergesetz
HEMS	Helicopter Emergency Medical Services
HmbRDG	Hamburgisches Rettungsdienstgesetz
HRDG	Hessisches Rettungsdienstgesetz
HRDG-DV	Durchführungsverordnung zum Hessischen Rettungsdienstgesetz
i. d. F. v.	in der Fassung vom

i. d. R.	in der Regel
i. V. m.	in Verbindung mit
ILS	Integrierte Leitstelle
iv	intravenös
JUH	Johanniter-Unfall-Hilfe
KTW	Krankentransportwagen
KVB	Kassenärztliche Vereinigung Bayern
LMU	Ludwig-Maximilian-Universität-München
LNA	Leitende® Notarzt/-ärztin
LRA	Lehrrettungsassistent/in
LRDPV	Verordnung über den Landesrettungsdienstplan
LrettDP	Landesrettungsdienstplan
MHD	Malteser-Hilfsdienst
MHMM	Master in Health and Medical Management
MPG	Medizinproduktegesetz
MWBO	Musterweiterbildungsordnung
NA	Notarzt/-ärztin
NaCl	Natriumchlorid
NAS	Nummerische Analogskala
NAW	Notarztwagen
NEF	Notarzteinsatzfahrzeug
NotSan-AprV	Notfallsanitäter-Ausbildungs- und Prüfungsverordnung
NotSanG	Notfallsanitätergesetz

NrettDG	Niedersächsisches Rettungsdienstgesetz
NS	Notfallsanitäter/in
o. V.	Ohne Verfasser
OLRD	Organisatorischer Leiter Rettungsdienst
OP	Operationssaal
OrgL	Organisatorische® Leiter/in
PA	Physician Assistant
PKW	Personenkraftwagen
RA	Rettungsassistent/in
RDG	Gesetz über die Notfallrettung und den Krankentransport Vorpommern
RDG M-V	Gesetz über den Rettungsdienst für das Land Mecklenburg-Vorpommern
RDH	Rettungsdiensthelfer/in
RettAPO	Ausbildungs- und Prüfungsverordnung für Rettungssanitäterinnen und Rettungssanitäter sowie Rettungshelferinnen und Rettungshelfer
RettAssAPrV	Ausbildungs- und Prüfungsverordnung für Rettungsassistentinnen und Rettungsassistenten
RettAssG	Rettungsassistentengesetz
RettDG LSA	Rettungsdienstgesetz des Landes Sachsen-Anhalt
RettDG RP	Rettungsdienstgesetz des Landes Rheinland-Pfalz
RettG-NRW	Rettungsdienstgesetz Nordrhein-Westfalen
RettGNRW	Gesetz über den Rettungsdienst sowie die Notfallrettung und den Krankentransport durch Unternehmer
RHS	Rettungshubschrauber

RLP	Rheinland-Pfalz
RS	Rettungssanitäter/in
RTH	Rettungshubschrauber
RTW	Rettungswagen
SächsBRKG	Sächsisches Gesetz über den Brandschutz, Rettungsdienst und Katastrophenschutz
SächsL-RettDPVO	Sächsische Landesrettungsdienstplanverordnung
SAN	Sanitätsdienst
SGB	Sozialgesetzbuch
SHB	Steinbeis-Hochschule Berlin
SHRDG	Schleswig-Holsteinisches Rettungsdienstgesetz
SHRDG-DVO	Landesverordnung zur Durchführung des SHRDG
SIRS	Systemisches inflammatorisches Response-Syndrom
SOP	Standard Operating Procedures (Standardarbeitsanweisungen)
SrettG	Saarländisches Rettungsdienstgesetz
StGB	Strafgesetzbuch
ThürRettG	Thüringer Rettungsdienstgesetz
UE	Unterrichtseinheiten
VAS	Visuelle Analogskala
VAW	Verfahrensanweisung
Vgl.	Vergleiche
VwVfG	Verwaltungsverfahrensgesetz
ZFR	Zweckverband für Rettungsdienst und Feuerwehralarmierung

10.2 Abbildungs- und Tabellenverzeichnis

10.3 Fragebogen

10.3.1 Rettungssanitäter

Universität Witten/Herdecke

Fakultät für Gesundheit

Institut für Medizinrecht Prof. Dr. med. Peter Gaidzik

Lehrstuhl Anästhesiologie II Prof. Dr. med. Frank Wappler

Prof. Dr. med. Samir Sakka

Christoph Dittmar, M.A., MHMM

Fragebogen für Rettungssanitäter (m/w) der Studie:

Neuverteilung der Aufgaben im Rettungsdienst zwischen Notärzten/Notärztinnen

und Notfallsanitäter/Notfallsanitäterinnen

nach Inkrafttreten des Notfallsanitätergesetzes

Teilnehmer_in: _____

Teilnehmernummer:_____

(wird durch uns vergeben)

NEUVERTEILUNG DER AUFGABEN IM RETTUNGSDIENST DURCH DIE SCHAFFUNG DES BERUFS NOTFALLSANITÄTER_IN?

Christoph Dittmar, M.A., Fassung Mai 2018

FRAGEBOGEN FÜR RETTUNGSSANITÄTER_INNEN

I. FRAGEN ZUR PERSON

1 Datum der Befragung _____

2 Teilnehmer-Nummer _____

(wird durch uns vergeben)

3 Berufspraxis in Jahren im RD _____

4 Ehrenamtliche Tätigkeit im RD/SanD nein☐ ja☐ seit:_____

5 Anderes Ehrenamt bei einer Hilfsorganisation nein☐ ja☐

*6 wenn ja, Bezeichnung des Ehrenamtes*_____

5 Geschlecht weiblich☐ männlich☐

6 Alter (Jahre) _____

7 Familienstand ledig☐ verheiratet☐ verwitwet☐ geschieden☐

9 Schulabschluß Hauptschulabschluss☐ Mittlere Reife☐ Fachhochschulreife☐

Allgemeine Hochschulreife (Abitur) ☐

8 Früherer Beruf _____

10 Studium Uni od. FH nein☐ ja☐ abgeschlossen? nein☐ ja☐

11 Abschlussbezeichnung _____

2

II. FRAGEN ZUM BEREICH NOTFALLSANITÄTER_INNEN

12 Hat sich Ihre Tätigkeit durch diesen neuen Beruf verändert? nein☐ ja☐

13 Werden Rettungssanitäter_innen in der Öffentlichkeit anders als wahrgenommen?

eher positiv☐ eher negativ☐ unverändert☐

14 Hatten Sie vor dem NotSanG mehr notfallmedizinische Kompetenzen?

nein☐ ja☐ unverändert☐

15 Sind Sie überwiegend eingesetzt auf einem

KTW☐ RTW☐ NAW☐ NEF☐ Sonstiges☐

16 Überwiegende Funktion Fahrer_in☐ Beifahrer_in☐ 3. Mann/Frau☐

17 Nehmen Sie weitere Funktionen im Rahmen Ihrer Beschäftigung wahr?

nein☐ ja☐

18 Wenn ja EH-Ausbilder_in☐ Desinfektor_in☐ Wachleitung☐ PSNV☐

Andere☐ _____

3

III. FRAGEN ZUR FORT- UND WEITERBILDUNG

19 Jährliche Fortbildung von mindestens 30 Stunden? nein❑ ja❑

20 Streben Sie eine höhere Qualifikation im RD an? nein❑ ja❑

21 Wenn ja, welche? Notfallsanitäter❑ Medizinstudium❑

anderes Studium im Bereich der Notfallrettung ❑

sonstige Weiterbildung❑ _____

22 Halten Sie ein Deeskalationstraining für sich für hilfreich? nein❑ ja❑

23 Halten Sie eine Fremdsprachenausbildung für sich für hilfreich? nein❑ ja❑

24 Wenn ja Englisch❑ Französisch❑ Spanisch❑ Türkisch❑ Arabisch❑

andere Sprache❑ _____

25 Ich wünsche mir mehr Fortbildungsthemen im Bereich Arbeitsschutz

nein❑ ja❑

Vielen Dank für Ihre Mitarbeit. Bei Rückfragen zu der Studie oder zum Datenschutz u.s.w. stehe ich Ihnen jederzeit gerne zur Verfügung.

Christoph Dittmar, M.A.
Master in Health and Medical Management (MHMM)
Doktorand der Theoretischen Medizin (Notfallmedizin)
Email: christoph.dittmar@uni-wh.de

4

10.3.2 Rettungsassistenten

Universität Witten/Herdecke

Fakultät für Gesundheit

Institut für Medizinrecht Prof. Dr. med. Peter Gaidzik

Lehrstuhl Anästhesiologie II Prof. Dr. med. Frank Wappler

Prof. Dr. med. Samir Sakka

Christoph Dittmar, M.A., MHMM

Fragebogen für Rettungsassistenten (m/w) der Studie:

Neuverteilung der Aufgaben im Rettungsdienst zwischen

Notärzten/Notärztinnen

und Notfallsanitäter/Notfallsanitäterinnen

nach Inkrafttreten des Notfallsanitätergesetzes

Teilnehmer_in: _____

Teilnehmernummer:_____

(wird durch uns vergeben)

NEUVERTEILUNG DER AUFGABEN IM RETTUNGSDIENST DURCH DIE SCHAFFUNG DES BERUFS NOTFALLSANITÄTER_IN?

Christoph Dittmar, M.A., Fassung Mai 2018

FRAGEBOGEN FÜR RETTUNGSASSISTENT_INNEN

I. FRAGEN ZUR PERSON

1 Datum der Befragung _____ 2 Teilnehmer-Nummer _____

(wird durch uns vergeben)

3 Berufspraxis in Jahren im RD seit dem Examen _____

3a Berufspraxis in Jahren im Rettungsdienst insgesamt _____

4 Ehrenamtliche Tätigkeit im Rettungs- und Sanitätsdienst

nein☐ ja☐ seit:_____

5 Anderes Ehrenamt bei einer Hilfsorganisation nein☐ ja☐

6 wenn ja, Bezeichnung des Ehrenamtes_____

5 Geschlecht weiblich☐ männlich☐

6 Alter (Jahre) _____

7 Familienstand ledig☐ verheiratet☐ verwitwet☐ geschieden☐

9 Schulabschluß Hauptschulabschluss☐ Mittlere Reife☐ Fachhochschulreife☐

Allgemeine Hochschulreife (Abitur) ☐ Sonstiger ☐

8 Früherer Beruf _____

10 Studium Uni od. FH nein☐ ja☐ abgeschlossen? nein☐ ja☐

2

11 Abschlussbezeichnung _____

II. FRAGEN ZUM BEREICH NOTFALLSANITÄTER_INNEN

12 Hat sich Ihre Tätigkeit durch diesen neuen Beruf verändert? nein☐   ja☐

13 Werden Rettungsassistenten (m/w) in der Öffentlichkeit anders wahrgenommen?

eher positiv☐   eher negativ☐   unverändert☐

14 Hatten Sie vor dem NotSanG mehr notfallmedizinische Kompetenzen?

nein☐   ja☐   unverändert☐

15 Sind Sie überwiegend eingesetzt auf einem

KTW☐   RTW☐   NAW☐   NEF☐   Sonstiges☐

16 Überwiegende Funktion Fahrer_in☐   Beifahrer_in☐   3. Mann/Frau☐

17 Nehmen Sie weitere Funktionen im Rahmen Ihrer Beschäftigung wahr?

nein☐   ja☐

18 Wenn ja EH-Ausbilder_in☐   Desinfektor_in☐   Wachleitung☐   PSNV☐

Andere☐_____

III. FRAGEN ZUR FORT- UND WEITERBILDUNG

19 Jährliche Fortbildung von mindestens 30 Stunden? nein☐   ja☐

20 Planen Sie eine Weiterbildung zum/zur Notfallsanitäter_in? nein☐   ja☐

3

21 Wenn ja, welches Examen? Ergänzungsprüfung☐ Vollexamen☐

21a Planen Sie eine andere Weiterbildung als Alternative zum Notfallsaitäterexamen?

Studium im Gesundheitswesen☐ Weiterbildung mit IHK Prüfung z.B.

Fachwirt ☐ Studium im Bereich der Notfallrettung ☐

sonstige Weiterbildung☐ _____|_____

22 Halten Sie ein Deeskalationstraining für sich für hilfreich? nein☐ ja☐

23 Halten Sie eine Fremdsprachenausbildung für sich für hilfreich? nein☐ ja☐

24 Wenn ja Englisch☐ Französisch☐ Spanisch☐ Türkisch☐ Arabisch☐

andere Sprache☐ _____

25 Ich wünsche mir mehr Fortbildungsthemen im Bereich Arbeitsschutz

nein☐ ja☐

Vielen Dank für Ihre Mitarbeit. Bei Rückfragen zu der Studie oder zum Datenschutz u.s.w. stehe ich Ihnen jederzeit gerne zur Verfügung.

Christoph Dittmar, M.A.
Master in Health and Medical Management (MHMM)
Doktorand der Theoretischen Medizin (Notfallmedizin)
Email: christoph.dittmar@uni-wh.de

4

10.3.3 Notfallsanitäter

Universität Witten/Herdecke

Fakultät für Gesundheit

Institut für Medizinrecht Prof. Dr. med. Peter Gaidzik

Lehrstuhl Anästhesiologie II Prof. Dr. med. Frank Wappler

Prof. Dr. med. Samir Sakka

Christoph Dittmar, M.A., MHMM

Fragebogen für Notfallsanitäter (m/w) der Studie:

Neuverteilung der Aufgaben im Rettungsdienst zwischen Notärzten/Notärztinnen

und Notfallsanitäter/Notfallsanitäterinnen

nach Inkrafttreten des Notfallsanitätergesetzes

Teilnehmer_in: _____

Teilnehmernummer:_____

(wird durch uns vergeben)

NEUVERTEILUNG DER AUFGABEN IM RETTUNGSDIENST DURCH DIE SCHAFFUNG DES BERUFS NOTFALLSANITÄTER_IN?

Christoph Dittmar, M.A., Fassung Mai 2018

FRAGEBOGEN FÜR NOTFALLSANITÄTER_INNEN

I. FRAGEN ZUR PERSON

1 Datum der Befragung _____ *2 Teilnehmer-Nummer* _____

(Wird von uns eingetragen)

3 Berufspraxis in Jahren im (betrieblichen) Rettungsdienst seit dem Notfallsanitäter-Examen _____ *(Jahre)*

3a Berufspraxis in Jahren im Rettungsdienst insgesamt _____ *(Jahre)*

4 Ehrenamtliche Tätigkeit im Rettungs- oder Sanitätsdienst

nein☐ ja☐ seit:_____

5 Anderes Ehrenamt bei einer Hilfsorganisation nein☐ ja☐

*6 wenn ja, Bezeichnung des Ehrenamtes*_____

5 Geschlecht weiblich☐ männlich☐

6 Alter (Jahre) _____

7 Familienstand ledig☐ verheiratet☐ verwitwet☐ geschieden☐

9 Schulabschluß Hauptschulabschluss☐ Mittlere Reife☐ Fachhochschulreife☐

Allgemeine Hochschulreife (Abitur) ☐ Sonstiger ☐

8 Früherer Beruf _____

10 Studium Uni od. FH nein☐ ja☐ abgeschlossen? nein☐ ja☐

11 Abschlussbezeichnung _____

2

II. Fragen zum Bereich Notfallsanitäter_innen

12 Hat sich Ihre Tätigkeit durch den Berufsabschluss als Notfallsanitäter_in verändert?

nein☐   ja☐

13 Werden Notfallsanitäter (m/w) in der Öffentlichkeit anders wahrgenommen als das übrige Rettungsdienst-Personal ?

eher positiv☐   eher negativ☐   unverändert☐

14 Haben Sie durch das Notfallsanitäter-Examen bzw. die Ergänzungsprüfung mehr Kompetenzen im RD erhalten?

nein☐   ja☐   unverändert☐

15 Sind Sie überwiegend eingesetzt auf einem

KTW☐   RTW☐   NAW☐   NEF☐   Sonstiges☐

16 Überwiegende Funktion

Fahrer_in☐   Beifahrer_in☐   3. Mann/Frau☐

17 Nehmen Sie weitere Funktionen im Rahmen Ihrer Beschäftigung wahr?

nein☐   ja☐

18 Wenn ja EH-Ausbilder_in☐   Desinfektor_in☐   Wachleitung☐   PSNV☐

Andere☐_____

3

III. FRAGEN ZUR FORT- UND WEITERBILDUNG

19 Nehmen Sie regelmäßig jährlich an Fortbildungen von mindestens 30 h teil?

nein☐ ja☐

20 Planen Sie eine umfangreiche Weiterbildung nein☐ ja☐

21 Wenn ja,

akademische Weiterbildung in der Notfallmedizin? ☐

sonstige berufsnahe Weiterbildung? ☐

22 Halten Sie ein Deeskalationstraining für sich für hilfreich? nein☐ ja☐

23 Halten Sie eine Fremdsprachenausbildung für sich für hilfreich? nein☐ ja☐

24 Wenn ja Englisch☐ Französisch☐ Spanisch☐ Türkisch☐ Arabisch☐

andere Sprache☐ _____

25 Ich wünsche mir mehr Fortbildungsthemen im Bereich Arbeitsschutz

nein☐ ja☐

Vielen Dank für Ihre Mitarbeit. Bei Rückfragen zu der Studie oder zum Datenschutz u.s.w. stehe ich Ihnen jederzeit gerne zur Verfügung.

Christoph Dittmar, M.A.

Master in Health and Medical Management (MHMM)

Doktorand der Theoretischen Medizin (Notfallmedizin)

Email: christoph.dittmar@uni-wh.de

4

10.4 Derzeitig anerkannte Berufsfachschulen für Notfallsanitäter

Baden-Württemberg

- Akademie der DRF Stiftung Luftrettung gAG
- Ambulance Rettung Kriegsfeld
- DRK Landesschule Baden
- DRK-Landesschule Baden-Württemberg gGmbH
- Franz Anton Mai-Schule
- medakademie Stuttgart
- mobile medic - Lehrinstitut für Notfallmedizin
- ProMedic Rettungsdienst gGmbH – Berufsfachschule Rettungsdienst

Bayern

- Arbeitsgemeinschaft Notfallmedizin Fürth e.V. 90547 Stein.
- ASB Schulen Bayern gGmbH
- Bayerisches Rotes Kreuz - Berufsfachschule für Notfallsanitäter und Bildungsstätte
- Berufsfachschule für Notfallsanitäter der Döpfer Schulen GmbH
- BRK Berufsfachschule für Notfallsanitäter - Bayreuth
- BRK Berufsfachschule für Rettungsassistenten
- Malteser Rettungsdienstschule Bayern
- medakademie München - staatlich genehmigte BFS für Rettungsassistenten der medakademie Berlin GmbH an der medakademie München
- Private Berufsfachschule für Notfallsanitäter/innen der Döpfer Schulen Regensburg GmbH
- Rettungsdienstschulen Bayern GmbH
- RKT Trainingszentrum - Wiesbauer u. Matt GbR
- Staatl. anerk. BFS für Rettungsassistenten der Medical Rescue College gGmbH
- staatl. anerk. BFS für Rettungsassistenten des Lehrinstituts für präkl. Rettungsmed. gGmbH
- Walner-Schulen – Aus- und Fortbildungszentrum der Bayerischen Landesärztekammer

Berlin

- Akademie für Notfallmedizin - Berlin
- Ausbildungszentrum für Rettungsmedizin der Spree-Ambulance GbR
- Berliner Rettungsdienstschule OHG
- Bildungszentrum Medisus für Medizin & Rettungsdienst

- DRK Landesschule Berlin
- Faktor Notfall
- Johanniter-Akademie Bildungsinstitut Berlin
- medakademie Berlin
- NAW Berlin - Zentrum für Notfallmedizinische Aus- und Weiterbildung

Brandenburg

- Brandenburgisches Bildungswerk für Medizin und Soziales e.V.
- Ernst von Bergmann Gesundheitsakademie (Notfallsanitäterschule)

Bremen

- ASB-Trainingszentrum Rettungsdienst Bremen
- Feuerwehr Bremerhaven

Hamburg

- Akademie für Notfallmedizin Hansestadt Hamburg
- Bildungszentrum Schlump Rettungsdienstschule Hamburg
- Elbmergency Hamburger Helden
- Institut für Notfallmedizin
- TEN - Trainingszentrum für Erste Hilfe & Notfallmedizin

Hessen

- Arbeiter-Samariter-Bund. Landesverband Hessen e. V. Bildungszentrum
- ConVivendum – gemeinnützige Gesellschaft mbH
- DRK Hildegard-Vötterle-Schule
- DRK Rettungsdienst Mittelhessen gem. GmbH - Bildungszentrum
- DRK-Ausbildungszentrum Hessisch Lichtenau
- DRK-Bezirksverband Zentrale Ausbildungsstätte
- HGA- Rettungsdienstschule Hessen
- incentiveMED gGmbH Gesellschaft zur Förderung der präklinischen Notfallmedizin
- Johanniter-Akademie|Bildungsinstitut HRS|JATZ - Johanniter-Ausbildungs- und Trainingszentrum Frankfurt
- medakademie Frankfurt
- RDSG Rettungsdienstschule DRK Gelnhausen
- Rettungsdienstschule des ERD Kreis Offenbach
- WETZLAR - Malteser Bildungszentrum HRS

Mecklenburg-Vorpommern

- ecolea | Private Berufliche Schule, Staatlich anerkannte Schule für Rettungsassistenten
- Landeshauptstadt Schwerin; Staatlich anerkannte Rettungsdienstschule
- Rettungsdienstschule der DRK Bildungszentrum Teterow gGmbH

Niedersachsen

- Berufsfeuerwehr Oldenburg - Rettungsdienstschule
- Deutsches Rotes Kreuz Kreisverband Leer e.V. – Rettungsschule
- Deutsches Rotes Kreuz Zentrum für Integration und Bildung Oldenburg-Land gGmbH
- DRK-Rettungsschule Niedersachsen
- Institut für Weiterbildung in der Kranken- und Altenpflege gemeinnützige GmbH – Rettungsdienstschule Delmenhorst
- Johanniter-Akademie Bildungsinstitut Niedersachsen/Bremen
- Malteser Schulungszentrum Nellinghof
- mebino Rettungsdienstschule Friesland
- mebino Rettungsdienstschule Hannover
- Notfallmedizinisches Ausbildungszentrum
- Rettungsassistentenschule Feuerwehr Hannover
- Rettungsschule Lifetime

Nordrhein-Westfalen

- Akademie für Gesundheitsberufe - Rettungsdienstschule
- Akademie für Gesundheitsberufe der Mühlenkreiskliniken AöR
- Akademie für Notfallmedizin NRW; K.S. Medi-Service GmbH BFS-Hamm Schulungszentrum für Rettungs- und Notfallmedizin
- Arbeiter-Samariter-Bund Landesverband NW e.V. – Landesschule
- Bildungsakademie für Gesundheits- und Sozialberufe des Kreises Mettmann GmbH
- Bildungsinstitut Köln, Johanniter-Akademie
- DEKRA Rettungsfachschule Berufsfachschule Oberbergischer Kreis
- Deutsches Rotes Kreuz Ortsverein Warendorf e. V. - Rettungsschule
- DRK Bildungszentrum Düsseldorf | Steinbeis-Studienzentrum
- DRK Landesschule Nordrhein (LANO)
- DRK Landesschule Nordrhein (LANO), Standort Hennef
- DRK-Bildungsinstitut Schwelm gGmbH
- DRK-Kreisverband Dortmund – Berufsfachschule Rettungsdienst
- Feuerwehr- und Rettungsdienstakademie Bocholt

- Institut für Bildung im Gesundheitswesen - Schule für Notfallmedizin und Rettungsdienst
- Institut für Bildung und Kommunikation, Fachbereich Notfallmedizin und Rettungswesen, DRK-Landesverbandes Westfalen-Lippe
- intellexi - Berufsfachschulen für den Rettungsdienst
- Johanniter-Akademie | Bildungsinstitut Nordrhein-Westfalen, Standort Münster
- Johanniter-Unfall-Hilfe e.V. - Johanniter Akademie - Bildungsinstitut Essen
- kbs | Die Akademie für Gesundheitsberufe
- Malteser Schule Aachen
- Malteser Schule Bonn ++++ staatlich anerkannte Notfallsanitäterschule und staatlich anerkannte Lehranstalt für Desinfektoren/innen
- Malteser Schule Dortmund
- med1plus GmbH
- medakademie GmbH - Standort Köln
- NOBiZ - Notfallbildungszentrum Eifel-Rur gGmbH
- Notfallpädagogisches Institut
- Rescue Education Center
- ResQuality Rettungsdienstschule Dortmund
- ResQuality Rettungsdienstschule Essen
- ResQuality Rettungsdienstschule Köln
- Rettungsschule Vest Recklinghausen
- Simulations- & Notfallakademie am HELIOS Klinikum Krefeld
- SPN- Schulungszentrum für präklinische Notfallmedizin der Notfallrettung Kießling GmbH
- Staatl. anerk. Rettungsassistentenschule der Feuerwehr Düsseldorf
- Staatlich anerkannte Notfallsanitäterschule der Berufsfeuerw. Hagen und Iserlohn
- Staatlich anerkannte Schule für Feuerwehr - und Rettungsdienst
- Studieninstitut für kommunale Verwaltung – Rettungsdienstschule

Rheinland-Pfalz

- ASB Aus- und Weiterbildungszentrum Mainz
- Bildungsinstitut des DRK-Landesverbandes Rheinland-Pfalz
- Deutsche Angestellten-Akademie DAA Bad Kreuznach staatl. anerk. Rettungsdienst Schule
- Fachschule für Rettungsdienst im CJD Maximiliansau
- FRANKENTHAL - Malteser Bildungszentrum HRS
- Lehranstalt für Rettungsdienst beim Amt für Brand-, Zivilschutz und Rettungsdienst
- TÜV Rheinland Akademie GmbH Rettungschule für den RD

Saarland
• Rettungsdienstschule Saar gGmbH

Sachsen
• Bildungsinstitut Mitteldeutschland der Johanniter-Akademie
• Deutsches Rotes Kreuz Bildungswerk Sachsen gGmbH, BWM Medizinisch-Technisches Aus- und Weiterbildungszentrum, Standort Leipzig
• Deutsches Rotes Kreuz Bildungswerk Sachsen gGmbH, Landesrettungsschule Sachsen, Standort Dresden
• Gemeinnützige Ausbildungs- und Beratungs-GmbH Werdau – Rettungsdienstschule

Sachsen-Anhalt
• Institut für Weiterbildung in der Kranken- & Altenpflege gGmbH
• Landesrettungsschule der DRK- und ASB-Landesverbände Sachsen-Anhalt gGmbH
• Staatlich anerkannte Schule für NotfallsanitäterInnen

Schleswig-Holstein
• DRK-Rettungsdienstschule Schleswig-Holstein gGmbH
• Hansestadt Lübeck – Staatl. anerk. Rettungsassistentenschule
• Lehrinstitut für den Rettungsdienst LFR Ltd.
• MED-ECOLE – Lehrinstitut für Notfallmedizin Schulungszentrum Kiel
• Sanitätsschule Nord
• Sanitätsschule Tembaak
• Staatl. anerk. Schule für Notfallsanitäter/-innen der Berufsfeuerwehr Kiel

Thüringen
• Berufliche Schulen des Unstrut-Hainich-Kreises \"JOHANN AUGUST RÖBLING\" FACHBEREICH RETTUNGSDIENST
• Berufsfachschule für die Rettungsassistentenausbildung Meiningen
• DEKRA -Berufsbildende Schule für das Rettungs- und Gesundheitswesen
• Deutsches Rotes Kreuz Bildungswerk Thüringen gGmbH
• DRK-Bildungswerk Thüringen Notfallsanitäterschule

Danksagung

Mein herzlicher Dank gilt den beiden Betreuern meiner Dissertation:

Herrn Prof. Dr. med. Peter Gaidzik hat sich ohne Zögern für das Thema gewinnen lassen und mich beim Entwurf der Fragebögen und der Erstellung des Antrages bei der Ethikkommision bestens unterstützt. Seine Ratschläge am Ende des Projektes haben mir sehr weitergeholfen.

Herrn Prof. Dr. med. Samir G. Sakka danke ich sehr für seine stets sehr hilfreichen und schnellen Anmerkungen zu meinen Fragen und Konzepten. Ohne seine Unterstützung wäre es nicht möglich gewesen, die Dissertation zügig in eine Endfassung zu bringen.

Sowie

Herrn Dr. med. Erich Wranze-Bielefeld, ÄLRD in den Landkreisen Marburg-Biedenkopf und Vogelsbergkreis (Hessen), gilt mein besonderer Dank für die Vermittlung der Probanden aus dem Kreise der Rettungsdienstmitarbeiter in seinem Zuständigkeitsbereich.